CONTRIBUTION

A LA CHIRURGIE

CRANIO-CÉRÉBRALE

TRÉPANATION ET CRANIECTOMIE

DANS

LA MICROCÉPHALIE, L'HYDROCÉPHALIE ET L'ÉPILEPSIE

Docteur **PAUL REVEL**

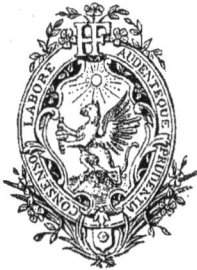

MONTPELLIER
IMPRIMERIE CENTRALE DU MIDI
(HAMELIN FRÈRES)

1892

CONTRIBUTION

A LA CHIRURGIE

CRANIO-CÉRÉBRALE

TRÉPANATION ET CRANIECTOMIE

DANS

LA MICROCÉPHALIE, L'HYDROCÉPHALIE ET L'ÉPILEPSIE

Docteur **PAUL REVEL**

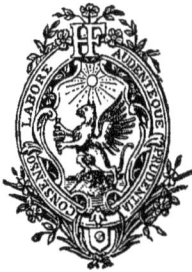

MONTPELLIER

IMPRIMERIE CENTRALE DU MIDI

(HAMELIN FRÈRES)

1892

A LA MÉMOIRE DE MON PÈRE

A LA MÉMOIRE DE MA MÈRE

A MES PARENTS

A MES AMIS

P. REVEL.

A MONSIEUR LE PROFESSEUR DUBRUEIL

NOTRE PRÉSIDENT DE THÈSE

A MONSIEUR LE DOCTEUR ESTOR

PROFESSEUR AGRÉGÉ

P. REVEL.

INTRODUCTION

En assistant, au mois d'octobre dernier, à une craniectomie pour microcéphalie que pratiquait notre maître, M. le
professeur agrégé Estor, à l'hôpital suburbain de Montpellier, l'idée nous est venue de choisir cette opération comme
sujet de notre thèse inaugurale. Frappé, en effet, de la nou-
veauté de l'opération, de sa hardiesse, et surtout de son ino-
cuité, nous nous étions proposé de rechercher tous les cas où
elle avait été pratiquée ; de les analyser avec soin, dans toutes leurs parties, et de donner ainsi un ensemble qui renfer-
mât toutes les connaissances actuelles sur ce sujet.

Nous sommes allé trouver notre maître pour lui exposer
nos idées et lui demander son avis. Il nous engagea à prendre un sujet plus vaste, à embrasser dans une vue générale les
cas dans lesquels la craniectomie ou la trépanation avaient été
faites, à les réunir en faisceaux et à tirer d'eux des indications qui pourraient servir de base aux travaux futurs. Mais
comme ces cas auraient été trop nombreux pour faire l'objet
d'une thèse, nous n'avons choisi que les observations où l'on
ne trouvait pas dans les antécédents de traumatisme antérieur
à la maladie.

Nous avons donc rejeté tout ce qui était d'origine traumatique ; nous ne nous sommes point occupé des abcès du cer-

veau, abcès presque toujours développés à la suite de fractu-
res ou blessures du crâne ; nous avons passé sous silence les
abcès de l'apophyse mastoïde, dont l'histoire suffirait à la confection de plusieurs thèses, pour ne nous occuper dans notre
travail que de la microcéphalie, de l'hydrocéphalie, de l'épilepsie essentielle et de l'épilepsie symptomatique.

Et encore n'avons-nous dans chacun de nos chapitres examiné d'une façon approfondie qu'une chose, les résultats obtenus, de façon à poser des indications précises et à tirer des
conclusions aussi justes que l'état actuel de la science le permettrait.

Nous avons laissé absolument de côté le manuel opératoire,
si bien décrit par Horsley, Lannelongue, Lucas Championnière et tout récemment encore par Poirier.

Nous sommes heureux de rendre ici un juste hommage de
reconnaissance à notre maître M. le professeur agrégé Estor,
dont la bonté a toujours été pour nous si grande. Il a bien
voulu nous aider de ses conseils pendant tout le temps que
nous avons passé à composer notre thèse et n'a jamais man-
qué de nous être utile par ses savantes leçons.

Nous voulons aussi remercier nos maîtres dans les hôpitaux , MM. les professeurs Grasset, Kiener et Tédenat. Pendant nos années d'externat, ils n'ont cessé de nous prodi-
guer leurs meilleurs conseils et nous ont toujours donné des
marques de leur intérêt pour nos études médicales. Nous
sommes heureux et fier de l'honneur que M. le professeur
Dubrueil nous fait en acceptant la présidence de notre thèse
et nous l'en remercions sincèrement.

Que M. le docteur Bonnemaison, qui nous a traduit toutes

nos observations anglaises ou américaines; que M. Bouchitté, qui nous a aussi beaucoup aidé, reçoivent nos remerciements et le témoignage de notre sincère amitié.

Notre sujet est divisé en quatre chapitres. Au début de chacun d'eux, nous faisons connaître les remarques que l'examen des observations nous a inspirées et nous rapportons ensuite les observations.

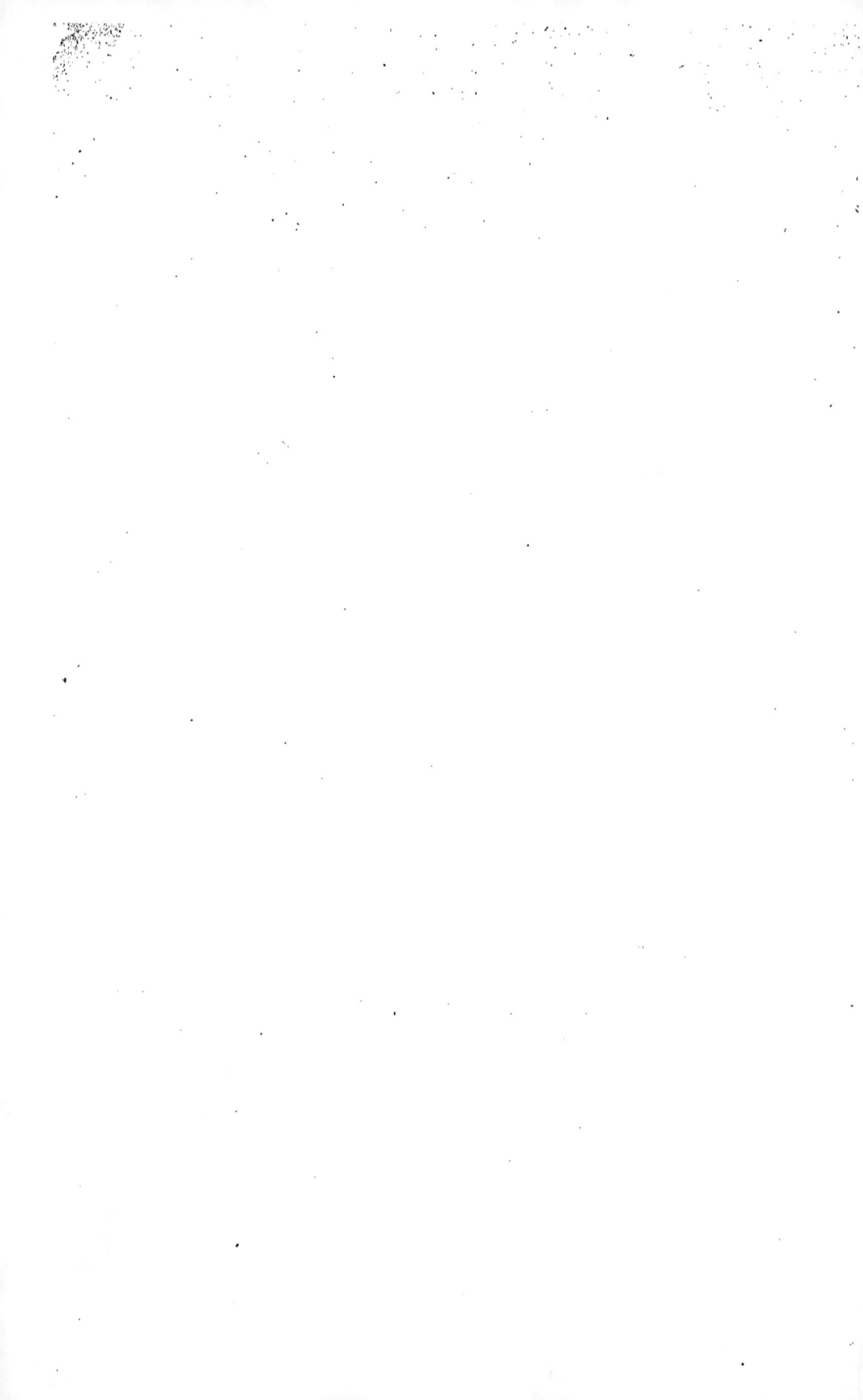

CONTRIBUTION

A LA CHIRURGIE

CRANIO - CÉRÉBRALE

TRÉPANATION ET CRANIECTOMIE

DANS

la microcéphalie, l'hydrocéphalie et l'épilepsie

CHAPITRE PREMIER

MICROCÉPHALIE

I

La craniectomie pour microcéphalie est une opération de date toute récente. Seuls, les progrès accomplis de nos jours dans la pratique de l'antisepsie et une connaissance approfondie de la topographie cranio-cérébrale ont permis aux chirurgiens d'oser faire dans un but thérapeutique une large brèche osseuse à la boîte crânienne,

Guéniot, dans la séance de l'Académie de médecine du 5 novembre 1889, présentait un enfant microcéphale, dont le front était étroit et fuyant et dont les pariétaux étaient incurvés et comme aplatis de haut en bas ; cet enfant étant destiné pour toujours à l'idiotie ou à l'imbécillité, il communiquait les réflexions suivantes :

« Aujourd'hui que la chirurgie crânienne, grâce aux pratiques antiseptiques, est devenue d'une réelle bénignité, ne pourrait-on pas concevoir une opération libératrice qui permettrait à l'encéphale de prendre, au moins en partie, son expansion naturelle ?

» Ce n'est pas le lieu de discuter ici cette grave question. Mais, dans ma pensée, la création d'un vaste réseau membraneux, propre à remplacer les fontanelles et les sutures oblitérées, ne serait pas absolument au-dessus des ressources de l'art. C'est à l'aide d'opérations successives, pratiquées à de longs intervalles, que je comprends la possibilité de réaliser avec fruit cette conception thérapeutique. »

Les idées émises par Guéniot étaient basées sur les théories de la microcéphalie généralement admises. En effet (quoique nous ne devions, dans notre travail, nous occuper que des indications de l'opération), si nous jetons un coup d'œil rapide sur les différentes théories admises par les auteurs pour expliquer la microcéphalie, nous voyons que ces théories permettent et justifient l'intervention chirurgicale.

La plus ancienne a été et est encore défendue par Virchow, qui met la microcéphalie uniquement sur le compte de l'ossification prématurée des sutures et de l'étroitesse, de la soudure précoce des fontanelles ; le cerveau, n'ayant plus alors assez d'espace pour se développer, s'arrête devant la barrière crânienne.

Malgré ce qu'elle a de vrai et de séduisant, cette théorie perd de jour en jour du terrain, non pas qu'elle soit fausse — nous verrons que dans nos observations nous citons souvent la suture précoce et l'oblitération rapide des fontanelles — mais parce qu'elle est incomplète. Du reste Vogt, Broca, ont présenté des crânes de microcéphales dont l'ossification ne s'était terminée que de vingt à trente ans.

Pour Vogt, se basant sur les observations de Baillarger, Broca, Bourneville, Ducatte, le microcéphale a un cerveau de structure normale, mais il est réduit dans sa forme, son volume, toutes ses dimensions. Les circonvolutions sont plus petites, plus grêles, leurs intervalles sont agrandis.

Enfin, et voici la théorie à laquelle on se rattache de jour en jour davantage et à laquelle Lannelongue s'est rallié. Pour Bourneville, Hill, Hutchinson, la microcéphalie répond à un état morbide du cerveau, qui présenterait des altérations pathologiques d'origine embryonnaire ou fœtale, combinées souvent à des altérations du crâne.

Dans la séance du 31 mars 1891 du Congrès français de chirurgie, M. Lannelongue, tout en disant que souvent l'on constate, et notre cas en est un nouvel exemple, l'ossification prématurée des sutures et l'étroitesse des fontanelles (Virchow), ajoute qu'il a observé des altérations non plus seulement de la forme du crâne, mais de la substance cérébrale elle-même : hydropisies ventriculaires, scléroses cérébrales diffuses ou limitées, méningo-encéphalites, etc.

Ainsi donc, la microcéphalie n'est plus un type spécial, exclusif, dû à la réunion précoce des sutures ; il est vrai que les lésions peuvent frapper le crâne lui-même, mais aussi les méninges, le cerveau exclusivement ou en même temps que les organes précédents.

Quant aux causes, elles sont ou congénitales, et alors le traumatisme (compression intra-utérine) joue un très grand rôle ; ou elles surviennent pendant l'accouchement ou le travail (compression dite obstétricale et hémorragies méningées). Quelquefois les parents incriminent des accidents survenus pendant les premiers mois de la vie extérieure ; quelquefois enfin ce sont des maladies infectieuses : rougeole, coqueluche, érysipèle, ou, comme dans notre observation, un eczéma violent, qui frappent l'enfant soit quelques mois seulement après sa naissance, soit vers l'âge de quatre, cinq, six ans. Lannelongue a trouvé, six fois sur quinze, des accidents infectieux antérieurs aux premiers phénomènes pathologiques des petits malades.

Voyant donc tout ce qu'il y avait de rationnel dans la conception de Guéniot, le professeur Lannelongue ne tarda pas à la mettre en pratique, et dans la séance du 30 juin 1890 de l'Académie de médecine, huit mois seulement après, il communiquait une observation de microcéphalie traitée par une opération qu'il appelait craniectomie, opération qu'il avait pratiquée le 9 mai 1890 sur une fillette de quatre ans.

Les résultats immédiats en avaient été si satisfaisants, le manuel opératoire et les suites étaient si simples, que bientôt les chirurgiens imitèrent sa conduite. Nous avons réuni huit cas publiés chez nous ou à l'étranger, et M. Lannelongue a opéré pour sa part 25 sujets. Malheureusement il n'a pas encore publié les observations ni les résultats, voulant attendre quelques années pour asseoir solidement son jugement. Aussi ne pouvons-nous les faire entrer en ligne de compte dans nos appréciations.

Nous apportons notre modeste tribut en relatant dans notre travail un nouveau cas, une nouvelle craniectomie pratiquée à l'hôpital suburbain de Montpellier par notre maître M. le professeur agrégé Estor et dont on trouvera l'observation avec tous les détails que nous avons pu nous procurer.

II

Dans toutes les observations que nous avons pu recueillir, une chose frappe : c'est l'influence de l'âge. A part le cas relaté, il y a quelques jours, par Prengrueber à l'Académie de médecine, où le petit malade avait neuf ans et où les résultats furent étonnants et même prodigieux, on constate que c'est de trois à cinq ans que les succès sont le plus nombreux.

Avant cet âge, sur les deux cas que nous connaissons et où la craniectomie a été faite à deux ans et à cinq mois, il y a eu deux décès. Cela tient, d'après nous, au grand ébranlement causé par une opération de cette importance. Il n'est pas aisé, quoique le manuel opératoire soit très simple et avec quelque perfection que l'antisepsie soit faite, de faire supporter une résection qui enlève des languettes crâniennes de plusieurs centimètres à des enfants en très bas âge et qui résistent plus difficilement.

Au contraire, lorsque cet âge est notablement dépassé, comme dans notre cas et dans le cas d'Anger, l'enfant supporte bien l'opération, mais n'en retire qu'un bénéfice tout relatif qui souvent ne dure pas longtemps.

Dans l'observation d'Anger, l'avis du professeur Lannelongue fut, en effet, que le succès d'une craniectomie était très aléatoire. Dans la nôtre, M. le professeur Grasset et M. le professeur agrégé Estor, qui ont examiné la malade, ont fait aussi de très grandes réserves sur l'amélioration future ; et la raison, si les théories émises pour l'explication de la microcéphalie sont vraies, en est simple. Le cerveau, enfermé dans une boîte osseuse trop étroite, souvent même atteint dans sa structure, ne peut se développer, ne peut acquérir ses dimensions normales, il se sclérose. Qu'on vienne, dès que l'enfant peut subir le choc opératoire, alors que l'ossification est encore incomplète, donner de l'espace à ce cerveau comprimé, et il pourra augmenter de volume ; tandis que si l'on attend, si on laisse s'écouler de nombreuses années avant d'intervenir, la sclérose sera trop avancée; le cerveau aura bien la place

pour s'accroître, mais les lésions cérébrales seront trop profondes, et les résultats obtenus seront nuls ou insignifiants.

On peut donc penser, dès aujourd'hui, que l'âge le plus
favorable pour la craniectomie est trois ou quatre ans, époque à laquelle l'enfant présente une résistance suffisante et
où le cerveau n'est pas trop profondément modifié dans sa
structure.

III

Tous les enfants que l'on a opérés avaient une intelligence
bien au-dessous de celle de leur âge. Insouciants, vivant presque exclusivement de la vie végétative ; seule, la petite du
Dr Anger reconnaît ses parents et a pour les uns de la sympathie et pour les autres de l'antipathie. Seule aussi elle
parle, mais sans mettre au mot qu'elle prononce une signification voulue. Les autres poussent des cris stridents, surtout
lorsqu'ils sont contrariés, nous le voyons très bien dans notre
observation : la jeune Rose ne parlait pas et faisait entendre
par moments un sifflement semblable au chant d'un moi-
neau.

Les mouvements ne sont pas volontaires et coordonnés, la
plupart ne marchent pas et tombent si on les laisse seuls, sans
les tenir; si, les prenant sous les bras, on essaye de leur apprendre à marcher, leurs jambes se balancent dans des mouvements
désordonnés : ils trépignent. La fillette qui fait le sujet de notre
observation marche bien ; elle peut courir, mais veut-elle se
baisser, aussitôt elle tombe. Celle du docteur Anger peut marcher aussi, mais qu'elle saute ou qu'elle courre, on est sûr
alors de la voir se jeter à terre. Non seulement on constate
des troubles dans le fonctionnement des membres, mais aussi
les fonctions viscérales sont profondément modifiées.

Dans tous les cas, la miction et la défécation ne se font
pas volontairement. L'enfant fait sous lui, et, chose remarquable, il ne dit pas lorsqu'il est sali. Si les parents n'étaient
pas là pour le surveiller, il resterait ainsi sans souci aucun de
la propreté.

Chez notre petite, comme dans le cas de Lannelongue et
de Prengrueber, la salive s'écoule inconsciemment de la bouche ; les lèvres sont remplies de mucosités nasales et de salive,
et jamais l'enfant, quoique d'un âge relativement avancé, ne
songe ni à avaler sa salive ni à s'essuyer.

Une chose importante et que nous voyons partout noté :
l'ossification précoce des sutures et la disparition des fontanelles. Dans notre observation, la suture fronto-pariétale était à
peine indiquée comme un trait de plume très fin.

IV

L'opération en elle-même est bénigne, et les suites en
ont été excellentes dans tous les cas. Lannelongue, sur vingt-
cinq opérations, donne vingt-quatre guérisons, et la moyenne
des guérisons opératoires a été de dix jours. Il a eu une
seule mort, soit par suite de septicémie, soit par suite de la
déperdition énorme du liquide céphalo-rachidien.

MM. Heurtaux et Manoury ont eu aussi chacun un cas de
mort. Mais leurs opérés avaient tous deux des accidents convulsifs et des vomissements fréquents au moment même où
on allait leur pratiquer la craniectomie. Tous deux aussi
étaient très jeunes, et, nous l'avons dit, peu susceptibles de
supporter un pareil choc.

Nous ne voulons point nous arrêter sur le manuel opératoire. Disons seulement que si la dure-mère était incisée in-
volontairement, ou si la méningée moyenne venait à donner,

accidents survènus dans deux observations que nous relatons et dans la nôtre, il vaudrait mieux faire ce que M. Estor
a fait, pincer avec une pince à forcipressure, et la laisser
en place jusqu'au nouveau pansement. Cela aurait épargné
à M. Manoury d'avoir son pansement imbibé de liquide
céphalo-rachidien, chose peu grave assurément, mais que l'on
peut facilement éviter.

V

« Lorsque l'on connut la tentative faite par M. Lannelongue pour améliorer l'état des idiots, le public se laissa aller à
des espérances exagérées qui pourraient entraîner plus tard à
des déceptions. Il faut bien savoir que, même dans les cas
favorables, on ne peut qu'obtenir un progrès très relatif, mais
il faut bien savoir aussi que chez les sujets justiciables de la
craniectomie, une amélioration, même fort légère, inappré-
ciable pour un observateur superficiel, peut présenter une
importance de premier ordre. Un enfant idiot, qui ne peut se
tenir sur les pieds, et qui après l'opération reste idiot, mais
peut marcher, a retiré évidemment un grand bénéfice de l'o-
pération. »

Ces réflexions, que Manoury faisait au dernier Congrès
français de chirurgie, nous paraissent les plus saines et les
plus justes. Ne nous attendons pas à des miracles et conten-
tons-nous des plus petits résultats.

Les résultats immédiats sont pour la plupart favorables.
Nous voyons en effet dans nos observations les mouvements
se modifier, les enfants peuvent marcher et notre petite se
baisse sans tomber.

La parole revient à l'opéré de Lannelongue, celle de Manoury mâche du pain, tend la main d'elle-même, ne pousse
plus de cris stridents. Quant à celle de Prengrueber, les ré-

sultats sont vraiment merveilleux : les troubles de la miction
et de la défécation disparaissent; l'enfant a la notion de la
propreté, il s'essuie le visage lorsqu'il est sale, il se mouche,
il s'amuse avec des jouets.

Lannelongue annonce au Congrès de chirurgie que le plus
grand nombre de ses opérés vont bien.

Malheureusement les résultats éloignés ne sont pas aussi
beaux. La petite d'Anger, celle de Manoury, la nôtre enfin,
après avoir donné de grandes espérances, après avoir fait
concevoir un avenir meilleur, reviennent sur leurs pas. Les
avantages que l'opération leur avait donnés dès les premiers
jours disparaissent au bout d'un ou deux mois, et enfin ils
en sont réduits au même état qu'avant de subir l'opération.

Qui sait ce qu'il adviendra du cas de Prengrueber ? Cette
amélioration extraordinaire persistera-t-elle ? Nous ne le
savons.

Nous regrettons de n'avoir pas les résultats tardifs des
opérés de M. Lannelongue et nous ne pouvons donc en
juger.

VI

En somme, la craniectomie est une opération rationnelle,
mais elle doit être faite de préférence vers l'âge de trois à
cinq ans.

Sa bénignité, ses résultats immédiats encourageants, la
recommandent aux chirurgiens. Mais nous ne pouvons avoir
une opinion bien sérieuse, car elle est basée sur trop peu
de faits. A peine née, nous n'osons la juger et nous nous
contentons de dire qu'elle doit être conseillée. L'avenir nous
apprendra ses résultats.

OBSERVATION PREMIÈRE

(PERSONNELLE INÉDITE)

Le 10 octobre 1891, M. le professeur agrégé Estor, qui remplaçait M. le professeur Dubrueil, pratiqua une craniectomie sur une petite fille de onze ans et demi, que M. le docteur Gaujon (de Carcassonne) lui avait envoyée.

Rose... est née à Villasavary. Son père, quarante-quatre ans, est pharmacien. Marié une première fois, il eut de sa femme deux enfants qui moururent en bas âge, nous ne savons de quelle maladie. Remarié, il eut un an après la fillette qui fait le sujet de cette observation.

Sa mère, quarante et un ans, est une belle et forte femme, à l'air très intelligent, qui nous dit n'avoir jamais été malade. Elle raconte que, vers la fin de la grossesse, elle est tombée dans un escalier, mais sans se blesser. Elle accoucha en novembre 1879 d'une enfant à terme. Elle n'a pas eu d'autre enfant depuis.

Mise en nourrice, la petite fille fut atteinte à l'âge de trois mois d'un eczéma qui lui envahit tout le corps. On lui donna une nouvelle nourrice ; mais il paraîtrait qu'un jour, effrayée par la vue d'un cheval emballé, celle-ci qui portait Rose dans ses bras, la laissa tomber dans la rue.

Rose n'a pas eu de maladies infectieuses, ni coqueluche, ni rougeole, sa mère dit qu'elle est sujette aux bronchites.

Lorsqu'on la fait boire, elle a souvent des convulsions qui durent quelques minutes. Ces convulsions ont cessé depuis un mois ou deux.

La première dentition a été retardée, et n'est arrivée qu'à deux ans et demi ; la seconde est arrivée normalement vers sept ans.

État actuel. — La physionomie est peu intelligente ; l'enfant rit sans motif; elle tire la langue et s'approche pour lécher, si elle est contente. Le maxillaire supérieur est repoussé en avant, recouvert par une lèvre plus petite que normalement, et les dents apparaissent hors de la bouche; elles sont mal implantées, striées, séparées l'une de l'autre par des espaces assez grands. Une dent apparaît au-dessus des autres.

Les pommettes sont saillantes, les arcades orbitaires normales; pas de strabisme, le regard est peu expressif, l'enfant portant la tête inclinée sur le thorax.

Le crâne est asymétrique; on constate une dépression légère à gauche. Le front est fuyant, très petit, et présente comme diamètre minimum une largeur de 8 centimètres et demi: le diamètre bi-pariétal maximum = 14,5; occipto-frontal = 13 centimètres. Les membres supérieurs sont grêles, et le droit paraît un peu plus petit que le gauche. Le médius de la main droite est très long et dépasse de presque toute la phalangette les doigts voisins. Le petit doigt, au contraire, est plus petit qu'à l'état normal. On constate sur la main gauche les mêmes malformations, mais moins marquées. L'enfant tient ses membres fléchis, animés de mouvements choréiformes, mais il n'y a pas d'athétose. Elle s'en sert à peu près également.

Les membres inférieurs ont leur volume normal. L'enfant marche bien, elle suit sa mère, mais ne vient pas si on l'appelle. Elle trépigne lorsqu'on la contrarie, et pousse alors de petits cris. Livrée à elle-même, elle ne tombe pas, mais elle ne peut se baisser pour ramasser un objet qui est à terre: elle tombe alors. Elle entend sans comprendre, fait des signes sans y mettre aucune signification. Elle n'a jamais parlé, elle pousse un petit sifflement produit par l'air expiré passant entre les dents. La salive coule de sa bouche. Elle urine sous elle, elle salit sans même avertir lorsqu'elle est mouillée et sale, — et cela à n'importe quel moment de la journée, —elle ne se mouche pas, ne pleure pas.

Elle voit, et, lorsque sa mère la quitte, elle la suit jusqu'aux escaliers, mais s'arrête devant le vide. L'instinct de la conservation est évidemment conservé.

L'enfant est petite, chétive, et paraît à peine avoir sept à huit ans, sa taille est de 1^m,11 centim. Son périmètre thoracique est de 0 m. 54.

Il faut la faire manger, mais elle peut avaler des aliments solides ; quant aux liquides, ils déterminent souvent des convulsions.

M. Estor fait examiner la malade par M. Grasset, qui constate qu'il n'y a rien à faire au point de vue médical et dit à la mère qui l'interroge que l'opération peut se faire sans grands dangers, mais qu'il ne répond en rien de l'avenir. L'opération est pratiquée le 10 octobre 1890.

Opération. — La tête soigneusement rasée, savonnée et lavée ; l'enfant profondement anesthésiée, ce qui a du reste demandé un assez long temps, M. Estor fait une incision de quinze centimètres environ de longueur, partant de la bosse frontale gauche.

La craniectomie a été pratiquée à gauche, la malade étant muette et à cause des troubles trophiques qui occupaient principalement le membre supérieur droit, dirigée en arrière vers la suture occipito-pariétale et située à environ trois centimètres et demi à quatre centimètres de la ligne médiane.

Il écarte les deux lambeaux, pinçant quelques artérioles, et découvre le périoste. On est frappé de la dureté du crâne. La suture entre le frontal et le pariétal paraît comme un simple trait de plume très fin. Avec une curette, il le racle et l'enlève. Une première couronne de trépan est placée sur le pariétal à la partie postérieure de la plaie. Elle mesure trente millimètres de largeur et deux millimètres d'épaisseur.

On applique successivement deux couronnes sur le pariétal et une sur le frontal. Elles ont comme épaisseur :

La deuxième 2 millimètres 3
La troisième 2 — 4
La quatrième 2 — 6

Les os sont donc d'autant plus épais que l'on s'avance vers le frontal. On lave à l'eau bouillie.

Avec la gouge et le maillet, on enlève les ponts osseux situés entre les trous du trépan et qui sont d'un centimètre à un centimètre et demi. Le diploé donne une quantité peu considérable de sang. A la section du dernier pont osseux, la gouge glisse et va ouvrir une branche de la méningée moyenne et faire à la dure-mère une incision de quelques millimètres. On saisit avec une pince à forcipressure l'artère et la dure-mère.

La brèche produite sur le crâne a une longueur de onze centimètres et une largeur de deux centimètres.

La dure-mère ne paraît pas congestionnée ni épaissie. Elle ne bouche pas à travers l'ouverture. On lave. On couche un drain le long de la plaie, on place quelques points de suture. La pince tenant l'artère et la dure-mère est laissée en place. Pansement aseptique au coton hydrophile bouilli.

L'opération a duré trente-cinq minutes L'enfant est bien.

11 octobre. — On défait le pansement. La plaie est en très bon état. Il s'est écoulé quelques grammes de liquide céphalo-rachidien.

La pince laissée à demeure est enlevée, et on refait un pansement aseptique.

13. — La malade a dormi depuis quatre heures dn soir jusqu'à trois heures du matin. Elle dort encore au moment

de la visite, sommeil très calme. Une selle; la veille, on avait ordonné un purgatif (eau de Sedlitz).

14. — Bonne nuit. La malade est un peu pâle, mais elle a l'air plus éveillé, elle s'amuse avec des clefs... mange avec appétit... mais peu d'amélioration intellectuelle. Elle comprend les gestes et non les mots. Toujours elle fait entendre le même sifflement.

19. — Le pansement tient bien, on le défait et on voit une plaie linéaire parfaitement aseptique. Les fils sont enlevés, et on couvre le champ opératoire de couches de collodion iodoformé. L'enfant, profitant de ce qu'on lui laisse un instant les mains libres, se gratte à la partie antérieure de la plaie. On entoure de gaze et on refait un pansement solide.

Le malade n'a éprouvé aucune appréhension en entrant dans la salle d'opération, elle s'est laissé coucher sur la table sans manifester de crainte, ne se rappelant en rien les souffrances qu'elle a dû y endurer.

21. — La mère de la malade s'aperçoit que du pus s'écoule sur les côtés du pansement. M. Estor met aussitôt la plaie à nu. A l'endroit où la malade s'est gratté, on constate la présence d'une collection purulente. On lave bien soigneusement. Drain. Pansement iodoformé.

25. — Pansement. Drain. Nouvel écoulement du pus.

26, 27, 28, pas de fièvre. La malade est gaie et s'amuse; elle peut se baisser sans tomber, mais les fonctions viscérales se font toujours aussi mal.

La malade sort de l'hôpital guérie de sa plaie opératoire, mais sans grande amélioration intellectuelle.

Le 14 décembre 1891, notre ami M. le docteur Gaujon, auquel nous nous sommes adressé pour avoir des nouvelles de notre opérée, nous écrivait: « La petite a légèrement maigri par suite d'un peu d'insomnie provoquée par de l'eczéma des deux conduits auditifs externes. L'ouïe a diminué. J'ai fait le pansement. Pas de pus ; la cicatrice était recouverte d'une croûte assez épaisse. J'ai appliqué un pansement sec.

» *Je n'ai constaté lors de ma dernière visite aucune amélioration.* »

Nous avons des nouvelles de l'opérée le 15 janvier (4 mois après l'opération), l'état était le même.

En somme, pas d'amélioration notable.

OBSERVATION II

Intervention chirurgicale dans un cas de microcéphalie

Par le docteur Rousohoff (Philadelphia, *Medical News.*
— *The Lancet,* 11 juillet 1891)

Il s'agit d'une petite fille âgée de trois ans et demie, ayant bonne mine et bien formée. L'enfant ne pouvait ni rester assise, ni marcher, tic incessant des muscles oculaires. Elle ne connaissait pas sa mère et paraissait ne pas avoir conscience de tout ce qui se passait autour d'elle. La déglutition se faisait difficilement, et souvent les aliments régurgitaient. L'enfant se servait rarement du bras gauche. Les fonctions du rectum et de la vessie laissaient à désirer. La tête était petite et en forme de pain de sucre. La mère affirmait que la tête « s'est fermée » bientôt après la naissance de l'enfant. L'auteur fit l'opération de Lannelongue. Une incision au milieu du côté de la tête, enlèvement, à l'aide du trépan, d'un morceau d'os, large de trois huitièmes d'un pouce et long de cinq pouces et demi. Drainage à l'aide du catgut et pansement antiseptique. Excepté une petite fistule dans la partie postérieure de la plaie, la guérison était complète. Trois mois et demi après l'opération, il y avait une amélioration incontestable dans l'état physique et moral de l'enfant. Le diamètre antéro-postérieur de la tête est resté sans changement, mais le diamètre transverse a notablement augmenté. Mentalement, l'enfant ressemblait à un enfant de six ans. Elle saisissait les objets qui se trouvaient à sa portée, tantôt avec une main tantôt avec une autre, et s'amusait avec des livres d'images. La déglutition se faisait parfaitement bien, et, quoique l'enfant ne put encore s'asseoir d'elle-même, il y avait certainement une amélioration à cet égard. L'enfant prenait incontestablement intérêt à tout ce qui se passait autour d'elle. Il faut espérer que l'amélioration évidente continuera et que le résultat ultérieur, dans ce cas, sera tel qu'il servira d'encouragement et qu'on procèdera plus souvent à cette opération dans des cas désespérés.

OBSERVATION III

De M. le professeur Lannelongue

(Académie des sciences, 30 juin 1890)

C'est une petite fille âgée de quatre ans, offrant les déformations crâniennes et les signes de la microcéphalie sous sa forme grave. Elle est née à terme, sans accident, d'un père de trente-huit ans et d'une mère de trente-cinq, tous deux exempts de défectuosités physiques et jouissant d'une bonne santé. On ne trouve donc aucune influence héréditaire pour expliquer l'état de cette fillette, qui a cinq frères ou sœurs tous bien portants. La mère raconte que sa fille a toujours été en retard. Jusqu'à trois ans, elle n'a pris que des aliments liquides ; elle n'a jamais marché et ne se tient même pas debout. Depuis quelques semaines seulement, on lui fait balbutier quelques syllabes toujours les mêmes. La salive s'écoule hors de la bouche comme chez le nouveau-né. Les apparences sont celles d'un enfant de deux ans, imparfaitement développé : elle est petite, chétive, et, quoique ses yeux soient brillants et très mobiles, elle ne paraît pas s'intéresser à ce qui se passe autour d'elle et l'on ne parvient pas à captiver son attention. Dans son lit, elle pousse continuellement des cris inarticulés et balbutie les mêmes monosyllabes en s'agitant sans cesse et sans but.

Le corps entier est grêle dans toutes ses dimensions : taille 0^m,77, circonférence du thorax 0^m,45 au niveau des mamelons ; charpente osseuse des membres, mince, extrémités longues et grêles.

L'enfant, mise debout, tombe immédiatement et de tout son poids lorsqu'on cesse de la maintenir ; on ne parvient pas à la faire marcher même en la soutenant par les bras, mais les membres inférieurs exécutent alors des mouvements désordonnés, toujours dans le même sens. Il n'y a, en effet, aucun déplacement antéro-postérieur du tronc ; l'enfant, soutenue, lève et abaisse alternativement les jambes avec une extrême rapidité et en piétinant sur place. On ne constate ni contractures, ni paralysies, ni trépidation épileptoïde ; la sensibilité générale paraît normale ; les réflexes ne sont pas augmentés.

La tête, d'un très petit volume, présente une déformation remarquable. Le crâne est étroit, très aplati transversalement, saillant au contraire sur le vertex ; c'est le type du genre scaphoïdien.

La face amincie en travers présente un prognathisme assez accusé ; le nez est développé et aquilin, le front fuyant est très étroit. De tous les diamètres crâniens un seul se rapproche de l'état normal, c'est l'occipito-frontal, qui mesure 115 milimètres. Les autres, très amoindris, atteignent : le bi-pariétal, 119 milimètres ; le bi-auriculaire, 105 millimètres ; le bi-frontal, 86 milimètres.

Le crâne a été ouvert, non pas comme dans les trépanations ordinaires, mais dans un lieu d'élection spécial, le long de la suture sagittale, avec possibilité de prolonger le débridement crânien le long des sutures voisines, au delà même de la suture frontale, opération qui a été faite depuis. Je pratiquai donc, à un travers de doigt de la ligne médiane, une longue et étroite incision crânienne, parallèle à la suture sagittale et partant de la suture frontale pour aboutir à la suture occipitale. En un mot, je fis au côté gauche du crâne, qui était d'ailleurs notablement plus déprimé que le droit, une perte de substance longue de 9 centimètres et large de 6 centimètres. La dure-mère ne fut point intéressée, la plaie superficielle fut réunie sans drainage, et la cicatrisation eut lieu par première intention.

Cette craniectomie a été pratiquée le 9 mai, et le 15 juin on a constaté des résultats que je me suis refusé à consigner moi-même, laissant ce soin à mon interne, M. Dupré ; les élèves du service et des médecins français et étrangers ont pu et peuvent encore le contrôler.

L'état de Valentine Plossard a beaucoup changé et s'est notablement amélioré depuis l'opération. L'enfant est beaucoup plus calme, les cris presque incessants qu'elle poussait ont cessé dès le lendemain. Elle paraît s'intéresser à ce qui se passe autour d'elle. Elle joue, rit et semble très heureuse qu'on s'occupe d'elle. Elle comprend, essaye de parler et prononce quelques mots, elle se tient debout toute seule, sans qu'on la soutienne. Elle ne piétine plus sur place, elle marche et fait des pas très réguliers, en titubant un peu, quand elle se presse comme tous les enfants qui commencent à marcher. A ce point de vue surtout, les progrès sont réels et l'amélioration indiscutable. Enfin elle ne bave plus, ses excrétions nasales sont normales.

En somme, les phénomènes d'excitation cérébrales caractérisés par les cris incessants et par la trépidation des membres inférieurs dans la station verticale, l'enfant étant soutenue, ont complètement disparu. Le développement de l'intelligence paraît se faire progressivement, et en tenant compte de l'éducation qu'elle reçoit dans la salle, il est incontestable qu'elle fait des progrès rapides et réels depuis l'opération. Aujourd'hui elle mange à table. L'état local est parfait, la cicatrice est mobile et non adhérente. On sent en dehors d'elle une dépression linéaire peu profonde et étroite correspondant à la perte de substance de la boîte crânienne.

OBSERVATION IV

Microcéphalie.— Sclérose cérébrale probable.— Craniectomie. Amélioration
pendant deux ou trois mois, puis retour des mêmes accidents.

MANOURY (de Chartres)

(*Congrès français de chirurgie*, 5e session, pag.87.)

La petite I...., née le 30 octobre 1886, m'est amenée en octobre 1890. On ne connaît dans la famille aucun cas de malformation ; toutefois il paraît qu'un grand-oncle a eu un peu d'hydrocéphalie avec faiblesse intellectuelle. Sa mère, pendant sa grossesse, éprouva un violent chagrin qui lui donna des crises nerveuses ; mais la grossesse n'en parut pas pas influencée. Accouchement régulier. Pendant les quatre premiers jours, l'enfant reste dans son lit sans remuer, devenant de temps en temps congestionnée et paraissant avoir de petits mouvements convulsifs ; puis elle se mit à teter. Vers l'âge de trois ou quatre mois, le professeur Proust constate que la fontanelle antérieure est complètement formée. A six mois, elle eut pendant deux ou trois mois des mouvements convulsifs dans les deux membres supérieurs, qui se portaient en bas et à droite, tandis que les yeux se portaient et haut et à gauche. Le docteur Bouchut, qui la vit à la suite, dit que l'enfant deviendrait paralysée ou idiote. Elle n'a jamais pu marcher ni même se tenir sur les jambes. Elle n'a jamais prononcé une syllabe.

Figure peu intelligente ; léger strabisme interne de l'œil droit. Dentition normale ; vingt dents ; aucune déformation appréciable dans la bouche.

Crâne symétrique, saillie très marquée des apophyses mastoïdes orbitaires externes et arcades zygomatiques. On sent sous la peau le lignes des sutures crâniennes ; la protubérance occipitale externe est nulle et sa situation ne peut être déterminée que approximativement.

Mensuration des différents diamètres du crâne :

Diamètre antéro-postérieur maximum : 15 centimètres ;

Diamètre iniaque : 13 centim, 8 ;

Diamètre transversal maximum (situé un peu en avant de l'oreille) : 12 centimètres ;

Diamètre sus-auriculaire : 10 centim. 4 ;

Diamètre frontal minimum : 8 centimètres.

Les membres supérieurs ont à peu près leur volume normal, ils ne présentent aucune déformation ni aucune attitude vicieuse permanente. L'enfant les tient très souvent fléchis et fait des contorsions continuelles avec ses mains et ses doigts ; elle ne peut rien saisir et ne touche un objet que pour le jeter à terre. Elle se sert beaucoup plus de la main gauche que de la main droite, qui paraît plus faible.

Les membres inférieurs ont également leur volume normal, mais les deux pieds sont en équinisme très prononcé qui me paraît dû à une rétraction permanente du tendon d'Achille. L'enfant ne marche pas ; dès qu'on la met debout, elle trépigne sur le bout des pieds dont l'extension s'exagère.

Elle a le développement normal d'un enfant de son âge. Elle n'a jamais dit une seule parole et ne fait pas de signes ; elle reconnaît bien les personnes qui l'entourent et semble avoir de l'affection pour elles. Elle se met facilement en colère ; parfois, sans cause, elle pousse des cris sauvages. Elle urine sous elle ; quand elle va à la selle, on n'en est prévenu que par les efforts qu'on lui voit faire. Elle ne mâche pas ses aliments, qu'on est obligé de lui donner liquides ou mous. Constipation habituelle.

Diagnostic. — Sclérose cérébrale ayant amené consécutivement une soudure prématurée des sutures. Sur les instances de la famille, j'accepte de pratiquer la craniectomie : j'ai l'intention plus tard de faire la double ténotomie du tendon d'Achille que je crois alors rétracté.

20 octobre. — Je pratique la craniectomie suivant les règles indiquées par M. Lannelongue. Tête rasée, savonnée et phéniquée. Une fois que la peau est incisée, je ne me sers plus que d'eau bouillie. Incision du cuir chevelu allant de la suture fronto-pariétale à la suture lambdoïde, à 2 centimètres environ à gauche de la ligne médiane. Application d'une couronne de trépan à la partie postérieure de l'incision

le forêt central a fait à la dure-mère un petit pertuis qui laisse passer un filet de liquide céphalo-rachidien. Puis je pratique dans le pariétal gauche, avec la pince coupante de M. Lannelongue, une rainure large de 7 à 9 millimètres, longue de 11 à 12 centimètres, qui va de la suture lambdoïde à la suture coronale en les intéressant toutes les deux. Avant de sectionner l'os, je décolle la dure-mère avec l'extrémité mousse du herniotome de J. Bœckel, qui me renseigne fort bien sur l'adhérence de cette membrane et m'empêche de trop m'approcher de la ligne médiane. Suture de la peau avec dix crins de Florence. Pansement à la gaze iodoformée et à l'ouate hydrophile.

Dans la journée, il y a quelques vomissements dus manifestement au chloroforme.

21. — État général excellent. L'enfant n'a plus poussé de cris, elle dort très tranquillement sans mouvements convulsifs. Pas de fièvre. Le pansement tout imbibé de liquide céphalo-rachidien est changé.

Les membres supérieurs n'ont plus présenté aucune contorsion. Grand calme qui fait contraste avec l'agitation habituelle.

23. — Il semble bien net que l'opération a eu comme conséquence immédiate un grand calme, une légère tendance au sommeil mais non à l'abattement, la cessation complète des cris et des contorsions des membres supérieurs. L'enfant paraît mieux suivre des yeux ce qu'on lui montre.

28. — Ablation des derniers points de suture. Réunion immédiate par première intention.

29. — Pour la première fois de sa vie, l'enfant se met à mâcher du pain.

1er novembre. — L'enfant donne sa main elle-même quand on la lui demande : autrefois, non seulement elle ne pouvait faire un mouvement précis avec sa main, mais elle poussait des cris dès qu'on lui prenait la main.

15. — L'amélioration s'accentue d'une manière très sensible. L'enfant mâche parfaitement ses aliments, elle tient bien droite sa tête qui, auparavant, était toujours tombante.

Enfin, fait le plus important, la contraction des muscles de la région postérieure de la jambe que je prenais pour une rétraction a complètement disparu ; il n'y a plus d'équinisme, l'enfant se tient bien debout, presque seule, n'étant plus que légèrement soutenue.

Pendant les mois de novembre et de décembre, cette amélioration s'accentua et parut faire encore quelques progrès. Mais en janvier le recul commença. A plusieurs reprises, l'enfant eut des indigestions tenant à ce qu'elle avalait des morceaux de viande sans les mâcher, et on dut revenir aux potages et aux aliments mous comme avant l'opération. Les cris sauvages ont également reparu, mais moins aigus qu'auparavant.

Le 15 février, deux résultats paraissent définitivement acquis : 1° l'enfant tient sa tête bien droite, elle regarde les personnes qui entrent et les suit des yeux ; 2° la contracture des muscles de la jambe n'a pas reparu et l'enfant se tient beaucoup plus aisément sur les pieds ; il paraît très probable à ce moment qu'elle finira par marcher seule.

Le 29 mars, j'ai revu l'enfant et j'ai pu constater que ces quelques progrès avaient eux-mêmes disparu. Elle ne mâche plus rien, sa tête retombe sur sa poitrine, elle pousse des cris aussi aigus qu'autrefois, ses membres supérieurs sont animés de mêmes contorsions incessantes ; enfin, depuis une huitaine de jours, la contracture des muscles de la région postérieure des jambes a reparu, et le double équinisme est revenu aussi accentué qu'auparavant ; l'enfant mise sur ses pieds ne fait plus que trépigner sur la pointe des orteils.

On sent à travers le cuir chevelu la rainure osseuse non dépressible et non soulevée. Il semble qu'il se soit formé là un tissu fibreux solide. La mensuration des diamètres du crâne me donne exactement les mêmes chiffres qu'au mois d'octobre.

OBSERVATION V

Microcéphalie. — Craniectomie. — Convulsions. — Mort vingt et un jours après l'opération.

MANOURY (de Chartres)

(*Congrès français de chirurgie*, 1891, page 90)

Le petit H..., né en février 1889, m'est amené en février 1891, pour subir la craniectomie.

Rien de particulier dans l'accouchement. Pendant les cinq ou six premières semaines, il était comme en léthargie, laissant tomber ses bras, ne paraissant pas pouvoir soutenir sa tête, ayant la respiration très difficile. A six ou sept mois, on s'aperçut que les fontanelles se fermaient. Pendant toute la première année, il eut à peu près tous les jours de petits mouvements convulsifs plus marqués à droite qu'à gauche ; à un an, convulsions qui durèrent douze jours, et qui depuis ne se sont plus reproduites.

On a essayé de le mettre debout, mais il n'a jamais pu se tenir sur les jambes. Depuis trois ou quatre mois, il prononce vaguement quelques syllabes.

Etat actuel. — Tête fort caractéristique, donnant de suite l'idée de l'idiotie. Face large surmontée d'un crâne très petit présentant le type de l'acrocéphalie. On sent, à travers le cuir chevelu, les lignes répondant aux sutures qui sont complètement fermées ainsi que les fontanelles. Au niveau de l'union des deux moitiés du frontal, on sent un petit bourrelet osseux.

Crâne symétrique, sans dépression, mesurant les dimensions suivantes :

Diamètre antéro-postérieur maximum............... 11 centim. 8
Diamètre iniaque................................. 11 — 2
Diamètre transversal maximum (situé en arrière de l'oreille).. 10 — 8
Diamètre sus-auriculaire .... 9 — 8
Diamètre frontal minimum......................... 8 — 4

Embonpoint normal du corps. Pas de contracture. Strabisme interne très marqué.

L'enfant paraît reconnaître les personnes qui sont avec lui, il rit, ne pousse pas de cris, ne paraît pas irritable. Parfois, il est pris de troubles singuliers de la respiration, comme s'il existait un obstacle mécanique au niveau de la glotte. Craniectomie pratiquée le 2 mars. Incision à deux centimètres à gauche de la ligne médiane, de la suture lambdoïde à la bosse frontale. Couronne de trépan enlevant une rondelle osseuse d'un millimètre et demi d'épaisseur. La dure-mère, qui est intacte, est décollée avec précaution à l'aide de l'extrémité mousse du herniotome de Jules Bœckel, puis l'os est enlevé par copeaux avec la pince-gouge de Lannelongue et celle de M. Lucas-Championnière. Je crée ainsi une vaste perte de substance osseuse ayant la forme rectangulaire, large de deux centimètres et demi, longue de dix centimètres, allant de la suture lambdoïde à la bosse frontale, en dépassant de deux centimètres et demi la suture fronto-pariétale.

Cette opération s'est faite d'une manière fort simple. En dehors de la perte de sang, modérée d'ailleurs, due à la section du cuir chevelu, il n'y a eu aucune hémorragie notable pendant l'opération ; une des branches de la méningée moyenne ayant été éraillée latéralement, le sang fut arrêté par un tampon de ouate maintenu quelques instants sur la dure-mère. Cette membrane n'a pas été ouverte, et elle a été décollée sans difficulté. Les instruments, préalablement stérilisés, étaient maintenus dans une solution phénique à 1 pour 100, et l'ouate qui me servait d'éponge était trempée dans une solution de sublimé à 1 pour 5000. J'entre ici dans tous ces détails, en apparence insignifiants, car peut-être y a-t-il là l'explication des accidents qui sont survenus ensuite.

Plaie du cuir chevelu suturée à l'aide de dix points de crin de Florence. Pansement à la gaze iodoformée et à l'ouate hydrophile.

L'opération a été terminée à onze heures. En replaçant l'enfant sur son lit, on remarqua qu'il avait une grande tendance à renverser la tête en arrière.

A deux heures, le pouls est fréquent, la peau chaude ; en outre, les yeux sont animés de mouvements convulsifs. Pendant la nuit du 2 au 3, l'agitation est extrême ; à cinq heures du matin, je vais le voir : la face est pâle, la peau chaude, la respiration fréquente, le pouls irrégulier ; dès que je lui touche la main, il est pris de soubresauts convulsifs.

Mort à sept heures du matin. Il n'y a pas eu d'écoulement sanguin dans le pansement, et le cuir chevelu est bien appliqué sur la dure-mère au niveau de la perte de substance faite au crâne.

OBSERVATION VI

Craniectomie pratiquée chez un enfant de cinq mois et demi pour microcéphalie.

Dr HEURTAUX (de Nantes)
(*Congrès français de chirurgie*, 5e session, p. 91)

Petite fille, née quinze jours avant terme, le 10 août 1890, de parents bien portants, non consanguins. Il existe dans le ménage deux autres enfants bien constitués.

La mère de l'enfant a été dans un état fort pénible, amaigrie et débile, dans les premiers mois de sa grossesse, ce qui n'avait pas eu lieu dans les grossesses antérieures. Au sixième mois, elle a éprouvé une violente émotion causée par la mort de son père.

A sa naissance, l'enfant très peu développée, pèse seulement 2 kil. 288 grammes, et le Dr Ollive, qui a fait l'accouchement, remarque que les fontanelles n'existent pas.

Pourvue d'une nourrice, l'enfant ne se développe que fort lentement jusqu'à trois mois et demi (20 novembre) ; elle pèse seulement 3 kilog. 420 grammes. A cette époque, on change de nourrice, et tout d'abord le résultat paraît satisfaisant, car cinq semaines après (27 décembre) la petite fille atteint 4 kilog. 100. Ceci est le poids maximum obtenu ; en effet, à partir de cette date survient un dépérissement progressif, et l'enfant, au 31 janvier, veille de l'opération, âgée alors d'un peu plus de cinq mois et demi, est retombée à 3 kilog. 400.

Cet amaigrissement a coïncidé avec l'apparition de convulsions qui ont débuté du 23 au 28 décembre.

Mais avant de nous occuper de ces dernières, il convient de parler des vomissements, accident qui s'est manifesté aussitôt après la naissance et a persisté jusqu'à la mort. Ils se produisaient chaque jour en grand nombre, et étaient constitués par du lait. Cependant les premiers jours et d'autre part dans les huit ou dix jours qui ont précédé l'opération, les matières vomies avaient un aspect singulier: elles étaient brunâtres, bien qu'on n'eût rien donné à l'enfant qui pût expliquer cette coloration, laquelle était probablement due à la présence d'une petite quantité de sang ayant subi dans l'estomac un commencement de digestion.

Les convulsions ont commencé le 23 décembre, et, à partir de cette date, elles ont continué plus ou moins violentes jusqu'à la fin de la vie. C'est précisément à partir de ces accidents nerveux que le dépérissement s'est accentué. Les premiers jours, les spasmes convulsifs étaient limités au pharynx. Cinq jours après leur début, le 28 décembre, ont paru pour la fois des convulsions générales. Depuis ce jour jusqu'au 1er février, jour de l'opération, il y a eu huit grandes convulsions, ayant une durée de 5 à 8 heures, et un nombre prodigieux de convulsions partielles limitées au visage ou au bras. Ces dernières survenaient en moyenne trois ou quatre fois par jour ; par exception, une journée a pu se passer sans convulsions, mais le lendemain les spasmes paraissaient avoir une plus grande fréquence.

Pendant les crises, on a souvent remarqué soit la pâleur, soit l'état violacé d'un bras ou du visage. Il arrivait parfois que l'un des bras était congestionné alors que l'autre était exsangue.

En dehors des crises, les muscles paraissent fonctionner régulièrement, cependant il faut noter que les doigts sont habituellement en état de flexion complète le pouce caché sous les autres doigts. Mais il n'y a pas là de contracture ; par moments l'enfant étend tous ses doigts. On ne constate du reste ni contracture des membres et du tronc, ni strabisme.

A deux reprises, il y a eu une rétention d'urine ayant duré 24 et 48 heures,

L'enfant paraît avoir une assez grande activité musculaire ; bien que petite, elle est vive et sa voix est forte. Mais elle ne donne aucun signe d'intelligence: une seule fois, en décembre, elle a paru sourire et encore ce fait est resté douteux.

Appelé le 29 janvier 1891 à voir l'enfant en consultation avec mon collègue le docteur Ollive, nous pensons tous les deux que, malgré l'extrême jeunesse de l'enfant, les accidents sont de nature à justifier l'ostéotomie crânienne.

La mensuration de la tête, faite par M. le docteur Ollive, donne les résultats suivants :

Diamètre occipito-frontal.......	117	millimètres
— bi-pariétal..........	92	—
Du menton au sommet de la tête.	131	—
Grande circonférence..........	34	centimètres
Petite —	30	—

Je pratique l'opération le 1er février, en présence de mes collègues les docteurs Hervouet, de Larabrie et Ollive.

Au moment de l'intervention chirurgicale, l'enfant est depuis trois heures en convulsions générales: le chloroforme les fait rapidement cesser.

Le premier temps de l'opération comprend la formation, à gauche de la suture sagittale, d'un lambeau trapézoïdal comprenant la couche cutanée aponévrotique. Trois incisions servent à le tracer : 1° une incision externe, dirigée d'avant en arrière, de huit centimètres et demi de longueur; 2° une incision antérieure partant de l'extrémité antérieure de la précédente et se dirigeant obliquement en dedans et

3

en avant; 3° une incision postérieure qui part de l'extrémité postérieure de la première incision et se porte obliquement en dedans et
en arrière. Le lambeau circonscrit par ces trois incisions est facilement
relevé en dedans et découvre la zone osseuse du crâne, pourvue de
son périoste, sur laquelle devra porter la perte de substance; on évite
ainsi le parallélisme entre la section de l'os et la suture des parties
molles.

Dans un second temps, j'enlève une languette de périoste ayant
huit centimètres et demi de longeur sur six ou sept millimètres de largeur. Quand la section du périoste est faite avec le bistouri, rien n'est
plus facile que le décollement de cette membrane. Cette partie de l'o-
pération a pour but de s'opposer à une ossification trop rapide de la
brèche osseuse.

Enfin le troisième temps a pour objet la section de la voûte crânienne. Pour y arriver, je me sers de trois instruments : une petite
gouge bien coupante ayant cinq millimètres de largeur, un petit ciseau
de cinq millimètres également, un maillet. A l'aide de la gouge, avec
la main, je fais avec précaution, à l'extrémité postérieure de la perte
de substance du périoste, une trouée osseuse qui arrive à la dure-mère
sans l'intéresser aucunement. Je puis ainsi apprécier l'épaisseur de la
boîte crânienne, beaucoup plus forte que ne le comporte l'âge de l'enfant. A partir de ce moment, je me sers du ciseau et du maillet pour
enlever d'arrière en avant une bande osseuse d'une largeur de six
millimètres. Pour cela, le ciseau, tenu très obliquement, trace, à la faveur de petits coups de maillet répétés, les limites interne et externe
de la perte de substance osseuse. Je veille à ce que le ciseau attaque
seulement la table externe de l'os. Quand ce tracé est obtenu d'un
bout à l'autre, je fais sauter toute la couche compacte superficielle en
faisant agir à plat le petit ciseau dont on insinue le tranchant dans le
diploé. De très légers coups de maillet suffisent pour enlever cette
table externe. Quant à la table interne, je la détruis facilement en la
brisant par petites portions avec les mors d'une pince à forcipressure,
dont une des branches est glissée avec précaution entre la dure-mère
et la face profonde de l'os.

La perte de substance osseuse ainsi obtenue mesure huit centimètres et demi de longueur sur six millimètres de largeur : son tiers
antérieur porte sur la partie la plus élevée du frontal.

Il ne reste plus qu'à rabattre le lambeau des parties molles et à le suturer avec du crin de Florence. Un pansement antiseptique est appliqué sur la plaie.

Disons de suite que le pansement et les sutures ont été enlevés le huitième jour : la ligne de réunion, parfaite, était à peine visible.

L'opération avait en tout duré une heure.

La quantité de sang perdu, sans être très considérable, fut cependant notable, si l'on a égard au faible volume de l'enfant.

Les suites opératoires ont été simples. La petite fille, pâle les deux premiers jours, a promptement repris peu à peu son teint antérieur.

Les modifications survenues à la suite de la craniectomie ont été peu marquées et surtout peu durables. Je me borne à consigner en peu de mots ce qui nous a frappés.

Aussitôt après l'opération, nous avons observé un strabisme interne double passager. Dans la journée, l'enfant a pris le sein trois fois et n'a pas vomi, tandis que depuis cinq à six semaines elle vomissait après chaque tetée.

Pendant quarante-huit heures, il n'y a pas eu de convulsions, ce qui ne s'était pas encore vu depuis le 23 décembre.

Malheureusement, après cette apparence de légère amélioration, les accidents ont reparu. Les convulsions se sont montrés aussi fréquentes que par le passé, les vomissements ont été continuels, et, à part une petite période de trois jours (du 12 au 15 février) où l'enfant a regagné 60 grammes, lé dépérissement a suivi sa marche progressive et la mort est survenue le 7 mars, cinq semaines après l'intervention chirurgicale.

Cinq jours avant la mort, on n'avait constaté aucun changeme nt dans le volume du crâne.

OBSERVATION VII

(M. Prengrueber. — Académie de médecine, séance du 27 janvier 1892)

L'enfant dont il s'agit ne présente aucun antécédent héréditaire fâcheux. Élevé au sein jusqu'à l'âge de dix-huit mois, il paraissait se développer normalement, mais à partir de ce moment on s'aperçut que son développement intellectuel était en retard par rapport au développement des enfants de son âge. Il n'a marché qu'à l'âge de trois ans. Jamais on n'a pu le rendre propre ; il n'a pu apprendre ni à parler, ni à lire, et son intelligence, son jugement, son adresse à manier les objets qu'on lui met entre les mains, sont, à neuf ans, ce qu'ils sont chez un enfant de trois ou quatre ans.

Au moment où nous sommes appelés à l'examiner, son aspect général ne peut laisser aucun doute sur son état cérébral. Ses yeux sont hébétés, sa lèvre inférieure est renversée en dehors, et presque constamment sa langue est hors de sa bouche, toujours ouverte, laissant écouler sa salive qu'il n'a l'instinct ni d'avaler ni d'essuyer ; des mucosités nasales coulent de son nez, sans qu'il ait jamais eu l'idée de les faire disparaître.

L'examen du crâne montre qu'il est allongé verticalement; la suture fronto-pariétale — et nous appelons tout particulièrement l'attention sur ce détail — forme une saillie très marquée ; les bosses frontales et pariétales sont complètement effacées, alors qu'au contraire la protubérance occipitale forme une proéminence considérable. Le crâne est, en outre, asymétrique, le côté gauche étant notablement moins développé que le côté droit.

Notons cependant, que, chez cet enfant, certaines facultés paraissent conservées : sa mémoire est relativement bonne, il est affectueux, il aime la musique.

Nous ne nous attarderons pas à décrire la craniectomie que nous avons faite. Il nous suffira de dire que la brèche osseuse que nous avons pratiquée, courbe, à concavité inférieure, sensiblement parallèle à la suture sagittale et à 3 centimètres environ de celle-ci, avait 2 centimètres de large et 11 centimètres de long.

Nous noterons également que la paroi osseuse, d'une épaisseur peu au-dessus de la normale dans la plus grande partie de son étendue, avait, au contraire, une très grande épaisseur au niveau de la suture fronto-pariétale. A la saillie extérieure, constatée avant l'opération, correspondait une saillie intérieure, comprimant fortement à ce niveau la masse encéphalique ; cette dernière, d'ailleurs, était également comprimée dans son ensemble, ainsi que le démontrait la saillie excessive de la dure-mère, entre les lèvres de la brèche que nous venions de faire.

Nous eûmes soin, avant de terminer l'opération, d'enlever cette saillie fronto-pariétale aussi complètement que possible.

Les suites opératoires furent des plus simples.

Mais, et c'est là ce qui nous a engagé à relater ce fait, dès les premiers moments qui suivirent l'opération, on a pu constater que l'enfant en avait déjà bénéficié au point de vue de ses fonctions cérébrales.

Les améliorations constatées peuvent être rangées en deux catégories, et si, pour l'une d'elles, le doute peut être permis, dans l'autre, ainsi qu'on verra, le doute n'est plus possible. Dans la première catégorie se placent les améliorations contestables, parce qu'il s'agit d'une appréciation en plus ou en moins ; ce sont les suivantes : l'aspect général du malade semble meilleur, son jugement paraît avoir progressé, son langage est plus compréhensible.

Mais, à côté de ces constatations dont il est permis de contester l'exactitude, il est un certain nombre de faits matériels, positifs, que nous rangerons dans une seconde catégorie, et qui nous semblent devoir forcer la conviction.

Lorsque nous vîmes le malade pour la première fois, ses lèvres tombantes, avons-nous dit, laissaient écouler perpétuellement la salive que l'enfant n'avait l'instinct ni d'avaler au fur et à mesure de sa production, ni l'instinct d'essuyer. Or, le lendemain de l'opération, la salive ne s'écoulait plus des lèvres, et si de temps à autre celles-ci étaient encore mouillées, de lui-même, sans y être invité, notre petit opéré s'essuyait.

Dans le même ordre d'idées, jamais le malade n'avait eu l'idée de se moucher pour se débarrasser des mucosités qui s'écoulaient par ses fosses nasales. Dès le lendemain de l'opération, il essuyait ces mucosités, il se mouchait.

Son adresse à se servir des objets qu'on lui donnait s'était sensiblement accrue. Avant l'opération, l'enfant laissait tomber les jouets mis entre ses mains ; il ne savait se servir d'aucun d'entre eux, quelque simple que fût son mécanisme.

Après l'opération, il pouvait jouer d'une petite trompette, et il manœuvrait convenablement un de ces petits canons à l'aide desquels les enfants lancent au loin de petits bouchons de liège.

Enfin, — et ce symptôme dûment constaté est certainement le plus important, — lorsque l'enfant sentait le besoin d'uriner, il en avait conscience et prenait ou demandait un vase pour recueillir ses urines. Parfois encore il pissait au lit, mais c'était là un accident tout à fait exceptionnel, alors qu'avant l'opération il se produisait constamment. Depuis sa naissance, en effet, il urinait dans son lit s'il était couché, et dans ses vêtements s'il était debout.

OBSERVATION VIII

(Docteur Th. ANGER)

(Congrès de chirurgie, 1891, page 81)

J'ai pratiqué, le 11 février 1891, une craniectomie sur une petite fille de huit ans, qui se présentait dans les conditions suivantes :

Née à Vernaison, de parents bien portants, qui ont une autre fille plus âgée parfaitement constituée, l'enfant ne présenta rien d'anormal dans les premières années. Elle commença à marcher vers l'âge de quinze mois ; si on ne la soutenait pas, elle oscillait longtemps avant de garder l'équilibre ; si elle chancelait, elle n'avait recours à aucun soutien, n'étendait pas la main vers un objet à sa portée, et se laissait choir lourdement.

Ses parents ont remarqué que les fontanelles avaient été longtemps molles et dépressibles.

C'est vers l'âge de dix-huit mois que les parents commencent à s'apercevoir d'un retard notable dans le développement des fonctions intellectuelles.

A ce moment apparaissent des crises nocturnes, qui, au dire des parents, se reproduisent jusqu'à trente fois dans la même nuit : ces crises sont caractérisées par des réveils en sursaut, des cris aigus, des mouvements désordonnés des membres ; pas de pâleur de la face, pas de salivation, pas de morsure de la langue. Pendant ces crises et même dans l'intervalle, l'enfant porte fréquemment la main à la tête, et souvent la frappe à droite et à gauche. Il y a maintenant plus d'un an que ces crises ont disparu.

Deux maladies sont survenues pendant l'enfance : à quinze mois, une coqueluche ; à deux ans, une pneumonie.

Actuellement, l'enfant a le développement physique des enfants de son âge ; elle est assez grande, forte, vigoureuse. Au point de vue intellectuel, elle n'est guère plus avancée qu'elle ne l'était à dix-huit mois.

Elle va à l'école depuis l'âge de trois ans ; mais il a été impossible jusqu'à présent de lui faire reconnaître les lettres de l'alphabet. Elle répète les mots qu'elle entend, mais sans les comprendre,

L'enfant reconnaît ses parents et sait les distinguer les uns des autres ; elle témoigne nettement pour les uns de la sympathie, de l'antipathie pour les autres ; elle est incapable d'exprimer ses sentiments par son langage.

Vers l'âge de dix-huit mois, elle a pu dire papa et maman ; l'élocution n'a guère fait de progrès depuis ce temps. Si l'on n'a pas l'habitude de l'entendre parler, on ne peut comprendre les mots qu'elle prononce.

Toutes les fonctions de la vie végétative sont normales. Elle mange parce qu'on lui donne à manger, mais elle ne peut demander ce qu'elle désire. Elle répète le mot soupe prononcé devant elle, mais ne saurait le dire d'elle-même, en lui attribuant sa véritable signification.

Elle n'a nul instinct de la conservation, aucune notion du danger ; si elle n'était surveillée, elle passerait par une fenêtre ouverte devant elle. Il a fallu, à plusieurs reprises, la retirer de dessous les pieds de chevaux qui allaient la piétiner. Le sentiment de la peur n'existe pas chez elle ; elle ne fuit pas un chien qui aboie devant elle.

Elle marche bien, mais ne sait pas sauter et ne saurait descendre seule un escalier.

Il a été impossible de lui apprendre les premières notions de la propreté ; elle satisfait ses besoins dès qu'ils se font sentir, sans rien demander à personne, et là où elle se trouve, à table, debout, dans un lit, sans relever ses jupes.

L'enfant ne regarde presque jamais en face ; la tête est presque toujours baissée, les lèvres expriment un sourire béat. Ses mains sont rarement en repos ; elle les agite constamment et tourne et retourne un objet quelconque entre ses doigts. Si cet objet lui manque, ses doigts s'agitent comme si l'objet était présent.

Lorsque l'enfant me fut présentée, je l'adressai à mon ami, M. le professeur Lannelongue, qui voulut bien l'examiner et me répondit que l'enfant ne présentait pas d'indication bien nette à une intervention chirurgicale, que le succès d'une craniectomie était très aléatoire.

C'était aussi mon avis, mais les parents se récrièrent, ils insistèrent pour que l'on tentât quelque chose ; ils étaient venus à Paris avec l'espoir qu'une opération améliorerait l'état de leur enfant, et ils me supplièrent d'intervenir. Il ne fallut rien moins que leurs instances réitérées pour me décider à l'opération.

Mais quelle opération pouvais-je tenter ?

La tête était assez bien conformée, de volume à peu près normal. Le côté gauche présentait un très léger aplatissement, et c'est là ce qui me décida à faire une craniectomie.

L'opération fut faite le 11 janvier dernier.

Incision linéaire de quatorze centimètres à trois centimètres à gauche de la ligne médiane, parallèlement à cette ligne, allant de la bosse frontale en avant à la suture lambdoïde en arrière. Le périoste est écarté et relevé de chaque côté de l'incision. Une première couronne de trépan est appliquée en arrière ; puis on trépane successivement en avant dans une étendue de douze centimètres.

Cette brèche met à nu la dure-mère, qui est saillante et tend à faire hernie. Pour m'assurer qu'elle n'est pas soulevée par du liquide, je fais une ponction avec la seringue de Pravaz sans aucun résultat.

Le cerveau paraissant à l'étroit dans le crâne, je me décide à agrandir la brèche dans la largeur, et j'applique de nouveau le trépan du côté de la base. Le crâne présente alors une solution de continuité un peu ovalaire mesurant 11 centimètres et demi dans son axe antéro-postérieur et 4 centimètres dans son diamètre transversal.

Je tente la suture du périoste, mais l'aiguille le déchire et je reconnais vite l'impossibilité de faire une suture à part de cette membrane. La peau est suturée dans toute son étendue et un pansement est appliqué.

Les suites de l'opération ont été très simples. A part un léger œdème des paupières survenu le lendemain, aucun accident n'est survenu.

Le huitième jour, le pansement retiré, on soulève les fils qui suturaient la plaie, dont les lèvres étaient réunies.

Les résultats de l'opération ne tardèrent pas à se montrer.

Dès le lendemain, l'enfant n'a plus fait ses besoins dans son lit et a toujours fait comprendre qu'elle désirait le vase, qui n'a été demandé nettement que quatre ou cinq jours après l'opération.

Jusqu'au 11 février, elle avait paru d'une indifférence parfaite lorsqu'on lui parlait de son père et de sa sœur, restés à Vernaison ; six jours après l'opération, la mère lui en parle ; l'enfant a le cœur gros, pousse des soupirs et se met à sangloter.

Huit jours après, elle demande du potage, de la soupe, du poulet, de la salade.

Au bout de dix jours, on la sort : elle se met à sauter, ce qu'elle n'avait jamais fait, et elle monte les escaliers.

Le regard est plus franc, le rire moins béat. Elle paraît mieux comprendre ce qui se passe autour d'elle et s'y intéresser. La parole est plus distincte.

Les mouvements d'athétose, qui étaient incessants, ont cessé.

A la date du 16 mars, la mère m'écrit : « J'ai l'honneur de vous informer de l'état de santé de la petite Clémentine.

» Le retour de Paris s'est effectué dans des conditions normales. A son arrivée à Vernaison, l'enfant a reconnu toute sa famille, ainsi que ses petites amies. Tout le monde s'est accordé à lui trouver un changement notable sous le rapport de l'intelligence. La physionomie est plus naturelle ; le langage est plus net ; en un mot, l'amélioration générale est sensible, sans être bien accentuée. Mais nous avons l'espoir maintenant qu'avec des soins et du temps nous arriverons à de bons résultats. Nous nous appliquons à lui développer l'intelligence, à lui faire prendre de bonnes manières. Nous sommes parvenus à la faire manger proprement avec cuiller et fourchette.

» Elle est de nouveau retournée à l'école : en somme, elle fait de petits progrès chaque jour. »

Je ne puis encore tirer de cette observation aucune conclusion ferme ; mais je ne me repens pas d'avoir cédé dans cette circonstance au désir des parents.

CHAPITRE II

HYDROCÉPHALIE

I

C'est au mémoire de M. A. Broca, chirurgien des hôpitaux de Paris, que nous avons emprunté la plupart des matériaux nécessaires à la confection de ce chapitre de notre thèse. Il résume, en effet, très nettement, tout ce que la chirurgie a tenté de faire jusqu'à nos jours, pour l'amélioration des hydrocéphales, ces malheureux sur lesquels s'apitoyait Trousseau, en disant : « Tant qu'on les porte dans les bras, ils peuvent à peine supporter le poids de leur tête ; plus tard, quand ils commencent à marcher, ils sont vacillants ; le mal faisant des progrès, ils ne peuvent plus se tenir debout, ils sont obligés de garder le lit. »

La ponction du cerveau pour hydrocéphalie a été pratiquée pour la première fois, il y a bien longtemps, en 1744, par Dean Swifft. Mais on considéra cette pratique comme trop audacieuse, et pendant près d'un siècle et demi on l'a laissée absolument dans l'oubli. De nos jours seulement, en 1881, Wernicke osa reprendre cette proposition opératoire, et ce n'est que cinq ans plus tard, en 1886, que Zenner osa de nouveau trépaner des hydrocépales. Keen l'imita et lut au Congrès de Berlin (1891) un mémoire important sur cette question. Mayo

Robson et Van Bergmann, eux aussi, ponctionnèrent des hydrocéphales. Enfin la question a été reprise et étudiée par
Broca, qui apportait un fait personnel avec un cas que lui avait
communiqué le docteur Thiriar (de Bruxelles). Nous avons
réuni tous les cas publiés jusqu'à ce jour, de façon à former
pour les observateurs qui nous suivront, un noyau qui servira
de base à leurs travaux.

II

Nous tenons d'abord à montrer un point qui a pour nous
une très grande importance. Le but que l'on se propose en
faisant une ponction à travers un trou de trépan pratiqué sur
le crâne d'un hydrocéphale, est celui-ci : enlever le liquide
intra-ventriculaire surabondant, et permettre ainsi aux os du
crâne de revenir sur eux-mêmes et d'avoir un volume à peu
près normal. Or une condition tout au moins très importante,
pour ne pas dire d'une nécessité absolue, est que ces os puis-
sent jouer commodément les uns sur les autres. A quoi ser-
virait, en effet, d'enlever du liquide contenu dans une cavité
crânienne absolument close? Il faut donc opérer sur des enfants
aussi jeunes que possible. L'opération étant moins violente
qu'une craniectomie, puisqu'il ne s'agit ici que de placer une
couronne de trépan, et de donner au liquide une libre issue, ne
paraît pas devoir être sujette aux mêmes règles que la microcéphalie. Il faut au contraire trépaner les enfants très jeunes,
puisque le crâne pourra alors plus facilement revenir sur lui-
même et réduire la boîte crânienne à des dimensions normales.

Et nous prétendons cela, malgré le résultat de la première
observation de Mayo Robson, où les accidents disparurent
après une opération pratiquée à l'âge de dix ans. Mais dans ce
cas, l'hydrocéphalie était très légère, puisqu'on ne retira qu'une
emi-once de liquide, et elle ne peut faire rejeter notre opinion.

Lannelongue, chez des hydrocéphales dont les sutures et les fontanelles étaient fermées, a pratiqué de vraies craniectomies. Quoique ce procédé nous semble rationnel, il n'a pas encore fait ses preuves, et nous ne pouvons le juger.

Une fois le vide fait autour du cerveau hydrocéphale, il faut le comprimer. Mais disons d'abord que souvent une seule ponction ne suffit pas. Il faut y revenir plusieurs fois à quinze jours ou deux semaines d'intervalle, puis progressivement, par l'application successive de plusieurs appareils compressifs, ramener les os les uns contre les autres et leur permettre ainsi de se rapprocher et de se souder.

Et la compression doit être douce ; il nous suffit de rappeler ce malade qui mourut après avoir rendu par les narines une quantité considérable de liquide céphalo-rachidien qui était passé par l'ethmoïde brisé.

Ce qu'il faut empêcher aussi, c'est le trop rapide écoulement du liquide et nous avons dans trois de nos observations — celle de Thiriar, une de Keen et la seconde de Robson, — des exemples de mort, due très probablement à l'issue précipitée de liquide céphalo-rachidien. Aussi, pour parer à ces accidents de décompression brusque, Keen a-t-il proposé de remplacer le tube en caoutchouc par un drain formé « au moyen d'une douzaine de crins de cheval pliés en double. » Broca dans son observation n'a pas employé ce drainage, et son malade, qui portait un tube en caoutchouc, ne s'en est pas plus mal porté. Nous pensons néanmoins qu'il vaudrait mieux imiter Keen et rejeter le tube en caoutchouc.

III

Examinons maintenant les résultats obtenus par la « trépano-ponction », ainsi que M. le professeur Forgue nomme si jus-

tement dans son récent *Traité de thérapeutique chirurgicale*
cette opération.

Quoique la théorie soit favorable à la « trépano-ponction »,
les faits que nous rapportons démontrent jusqu'à ce jour que
les résultats, eux, ne sont pas encourageants. Morts sont les
trois opérés de Keen ; mort aussi celui de Mayo Robson et
lorsqu'il nous donne comme guéri d'hydrocéphalie son premier
cas, il a pu faire erreur de diagnostic : ce n'était peut-être
qu'un kyste cérébral qu'il a ouvert et vidé et qui s'est ensuite
fermé. Mort aussi le malade dont Bergmann a rapporté l'histoire dans son livre sur le traitement chirurgical des lésions
du cerveau (observation que nous n'avons pu nous procurer).
Mort enfin, des suites du brusque écoulement de liquide céphalo-rachidien, le jeune enfant que Thiriar (de Bruxelles) a
opéré. Seul le petit malade opéré par Broca a tiré profit
de son opération. Et encore ce profit est-il tout relatif. La
contracture a disparu, mais son hydrocéphalie a-t-elle été
vaincue ? Nous nous tiendrons donc dans une juste réserve.
Que l'on opère dans des cas d'hydrocéphalie où le danger devient pressant par des symptômes d'oppression, de dyspnée, de
suffocation. Que l'on opère encore des enfants de très jeune
âge, si on laisse alors au crâne le temps de se souder, au cerveau le temps de se développer et de ne pas se replier en
circonvolutions plissées et resserrées, si enfin l'hydrocéphalie
n'est pas due à une cause que la ponction ne peut faire disparaître, une tumeur cérébrale par exemple.

Nous ne pouvons encore juger l'intervention, mais nous
craignions bien que, malgré la pratique de plus en plus per-
fectionnée de l'antisepsie, l'on ne puisse arriver à un résultat
bien favorable dans les cas d'hydrocéphalie.

OBSERVATIONS I ET II

Deux cas de Mayo Robson (de Leeds)

(Mémoire de Broca)

Une fille de dix ans, n'ayant pas eu de maladies antécédentes, ressentit des douleurs dans l'oreille gauche avec de la fièvre, le 19 décembre 1888. Après trois jours, il se forma du pus, dont l'écoulement diminua graduellement, mais existait encore au bout d'un mois, lorsque l'enfant fut admise à l'hôpital. Il existait aussi de la rigidité du cou et des secousses convulsives de la commissure droite de la bouche. Pas de vomissements. Un peu de trouble psychique. Lors de l'admission à l'hôpital, le 19 janvier 1889, la température était de 40°5 ; douleur du côté gauche de la tête, parésie du bras droit et de la jambe devenant graduellement une hémiplégie complète avec aphasie. Les disques optiques sont enflammés.

L'opération est faite le 7 février 1889. Trépanation au niveau du centre moteur du bras. Dure-mère saine. Le cerveau découvert, il ne bat pas et semble être comprimé. Une aiguille exploratrice fut enfoncée profondément dans des directions variées, dans l'espoir de trouver du pus. Comme on n'en trouvait pas, l'aiguille fut poussée presque dans le ventricule latéral et une demi-once de liquide clair s'écoula au dehors, après quoi les pulsations du cerveau reparurent.

La plaie fut pansée comme d'habitude et on n'utilisa pas de drainage. Le lendemain, il y avait un peu de force dans le bras et bientôt après dans la jambe, et le troisième jour l'enfant pouvait répondre à des questions simples. Au bout d'un mois, l'hémiplégie avait disparu, et six mois plus tard l'opérée était parfaitement bien portante.

Une demi-once de liquide semble donc avoir compromis la vie par la compression cérébrale, et l'opération, sans aucun doute, sauva la vie de l'enfant. C'est là un très important enseignement et encouragement pour l'avenir.

Le second cas de M. Robson est celui d'un enfant qui fut trépané pour une hydrocéphalie augmentant rapidement, après le traitement d'un spina-bifida par l'injection de Morton.

Le crâne fut trépané un pouce en avant de la scissure de Rolando, sur la deuxième circonvolution frontale. La dure-mère fut ouverte et une aiguille exploratrice fut plongée dans le ventricule, qui fut rencontré à un pouce au-dessous de la surface cérébrale. A l'aide de la pince de Lister, un drain de caoutchouc fut placé, le bout de l'aiguille servant de conducteur. Le drainage fut si complet que le pansement fut traversé et le liquide coula sur le plancher. Le patient sembla très amélioré. Le drainage fut bientôt moins complet, et le troisième jour l'enfant mourut de convulsions. L'examen *post mortem* démontra que le cerveau était revenu sur lui-même à un degré tel que l'extrémité du tube était située entre la dure-mère et le cerveau.

OBSERVATION III

Hydrocéphalie

(Dr KEEN. *Medical News*. Philadelphie, 1er décembre 1888)

Un garçon, âgé de quatre ans, était menacé de cécité par suite d'hydrocéphalie aiguë. Cette hydrocéphalie fut considérée comme probablement due à une tumeur du cervelet, bien que le côté malade restât donteux.

L'examen des yeux ayant été fait par le Dr Strawbridge, les papilles furent trouvées étranglées, gonflées et avec des foyers hémorragiques rétiniens. La papille gonflée mesurait des deux côtés 2,30 millimètres. Vu la rapidité du développement de la cécité, le Dr Strawbridge adressa l'enfant au Dr Keen pour le faire opérer

L'opération fut exécutée le 11 janvier 1889, à l'hôpital des femmes de Philadelphie. Une trépanation fut pratiquée en un point situé à un pouce et quart derrière le méat auditif gauche et à la même distance au-dessus de la ligne de Reid (*Reid's base line*). Une rondelle osseuse d'un demi-pouce fut enlevée et le cerveau ponctionné avec une aiguille creuse (n° 5 de la filière française). Cette aiguille fut plongée dans la direction d'un point situé à 2 pouces 1/2 au-dessus du méat auditif opposé. A la profondeur de 1 pouce 3/4, la résistance des tissus cessa soudainement et le fluide cérébro-spinal commença à s'écouler. Trois forts crins de cheval doublés furent alors placés dans le ventricule. Il n'y eut aucun accident pendant l'opération. La plus haute température qui suivit l'opération fut de 38°8, mais cela ne dura pas, et elle resta normale la plupart du temps. En deux jours, le gonflement du nerf optique tomba à 1,57 et à 1,63 millimètres respectivement dans l'œil droit et dans l'œil gauche, et le sixième jour à 1,09 millimètses dans les deux yeux.

Au septième jour, le gonflement du nerf optique avait augmenté et le drainage n'était pas libre. La tumeur fut recherchée par l'introduction d'une sonde à travers le trajet du drain dans la substance du lobe occipital, presque jusqu'à l'os. La sonde n'ayant fait découvrir aucune tumeur, une ouverture du diamètre d'un quart de pouce fut creusée à la gouge, dans l'os occipital, au-dessous et à gauche de l'inion. Le cervelet fut exploré à l'aide d'une sonde à la profondeur de 2 pouces 1/4 et dans la direction du lobe gauche, puis obliquement à travers le lobe droit, mais on ne trouva pas de tumeur. Cette plaie se réunit par première intention sans aucune réaction fébrile.

Le quatorzième jour, les crins de cheval furent enlevés et un petit tube à drainage en caoutchouc fut placé dans le ventricule pour donner une issue plus facile au liquide. Cette manœuvre ne fut suivie d'aucune douleur ou de malaise. Le vingt-huitième jour, l'enfant devînt un peu inquiet, et la tuméfaction des disques optiques qui était tombée à 0,83 millimètres avait augmenté et atteignait $1^{mm} 33$ dans chaque œil. En conséquence, le côté droit du crâne fut trépané en un point situé, comme cela avait eu lieu à gauche au-dessus et en arrière de l'oreille, et le lobe occipital fut ponctionné jusqu'à la tente du cervelet, mais on ne trouva aucune tumeur. Un tube à drainage fut alors placé directement dans le ventricule droit, en dehors de la première ponction par l'aiguille creuse.

Le trente-deuxième jour, à l'aide d'un « siphon fontaine, » dont le réservoir fut élevé à six pouces au-dessus de la tête, les ventricules furent irrigués d'un côté à l'autre avec une solution chaude d'acide borique (4 grains pour une once).

Pendant qu'on établit l'ajustement entre la canule et le tube, l'enfant fut un peu excité; mais, aussitôt que la solution chaude commença à couler à travers le cerveau, il redevint calme et dit qu'il se sentait bien. Le liquide s'échappait doucement du côté opposé. Le réservoir de l'irrigateur fut alors élevé, jusqu'à ce que l'écoulement devînt plus facile, mais il ne constitua jamais un courant continu.

Le docteur Keen estime à 8 onces le liquide qui passa dans les ventricules, sur lesquelles deux onces s'échappèrent par l'ouverture du côté opposé, et environ 6 onces furent retenues dans leur cavité. Cependant nul phénomène ne survint pendant cette manœuvre, excepté le bien-être accusé par l'enfant.

Le trente-quatrième jour, les ventricules furent encore irrigués d'un côté à l'autre avec simplement de l'eau bouillie qui donna moins d'amélioration qu'une solution d'acide borique, mais qui ne produisit pas de dommages.

Quelques jours plus tard, l'enfant n'était évidemment pas si bien, et il mourut le quarante-cinquième jour, le premier tube à drainage étant resté en place pendant presque toute cette période.

A l'examen *post mortem*, le liquide cérébro-spinal était parfaitement clair, plus même que celui qui avait été obtenu à la première ponction, et qui était légèrement trouble. Les ventricules étaient très distendus par du liquide. On trouva dans le lobe gauche du cervelet un sarcome qui avait comprimé comme on le supposait le semis droit et les veines de Galien, et empiété sur le quatrième ventricule.

Les trajets à travers lesquels passaient les tubes à drainage en caoutchouc n'étaient pas entourés d'une zone inflammatoire. Il n'y avait aucune lésion de la paroi opposée du ventricule et aucune trace des ponctions faites dans le cerveau ou le cervelet. La ponction oblique faite dans ce dernier organe avait traversé la tumeur, qui était trop molle pour être perçue par l'instrument explorateur.

OBSERVATION IV

Garçon âgé de trois ans et demi. — Hydrocéphalie développée quatre ou cinq mois après la naissance.— Conditions mentales extrêmement faibles.

(Dr KEEN, cité par A. BROCA, in *Revue de chirurgie*, 10 janvier 1891, page 48)

Le 5 mars 1889, le ventricule gauche fut ponctionné de la même façon que dans l'observation I (de Keen). A la profondeur d'un pouce et quart, la résistance cessa brusquement, et le liquide cérébro-spinal s'échappa immédiatement. Comme dans le premier cas, le liquide était légèrement trouble. Le drainage par des crins de cheval, fait comme antérieurement, ne fut pas très efficace. La plus haute température, immédiatement après l'opération, fut de 38,2 centigrades, et l'usage du bras droit, qui était parésié, fut certainement plus accusé. Le drainage étant insuffisant, le quatrième jour, le ventricule du côté opposé fut ouvert et un petit tube à drainage placé dans les deux ven-

4

tricules. Ces tubes furent bouchés par de petites chevilles de bois désinfectées avec une échancrure en forme de V, coupée dans chaque cheville, dé façon à permettre l'écoulement du liquide en raison de trente-cinq gouttes à la minute.

Comme cet écoulement semblait trop rapide, au bout de quatre heures et demie, d'autres chevilles désinfectées avec des échancruers plus petites furent placées. Convulsions le lendemain, et quand M. le docteur Keen vit le malade, il constata que les convulsions étaient si continues, qu'il se décida à remplacer le liquide drainé, et n'ayant pas le temps de préparer un liquide cérébro-spinal artificiel, il utilisa simplement de l'eau bouillie. Celle-ci fut versée par un tube de la hauteur de huit pouces. Dès que la solution chaude commença à couler dans les ventricules, les spasmes cessèrent. L'écoulement fut alors immédiatement arrêté en pinçant le tube, et en quelques minutes les convulsions réapparurent. Elles furent encore brusquement arrêtées par une légère irrigation d'eau chaude : huit fois les convulsions se reproduisirent, et chaque fois elles furent arrêtées par l'irrigation de demi à un once de liquide. Le docteur Keen estima à presque une pinte la totalité du liquide ainsi injecté. Il n'y eut plus de spasmes ultérieurs, mais l'enfant s'affaiblit peu à peu et mourut dans l'après-midi.

L'examen *post mortem* fit voir une distension hydrocéphalique considérable, mais pas de lésion due à l'opération.

OBSERVATION V

Hydrocéphalie

(Dr KEEN, cité par A. BROCA, in *Revue de chirurgie*, 10 janvier 1891, page 48)

C'était un cas de méningite tuberculeuse unilatérale, avec hydro-céphalie aiguë du ventricule gauche. Le trou de Monro, comme le démontra l'autopsie, était oblitéré. Cette occlusion avait été suivie d'une distension unilatérale et avait déterminé une hémiplégie droite. Le ventricule gauche fut ponctionné à travers le centre brachial. L'enfant, qui était déjà à toute extrémité quand ce fut fait, mourut quatre heures après l'opération. A cette opération, il fut également facile de déterminer quand on pénétra dans le ventricule.

OBSERVATION VI

Hydrocéphalie ventriculaire. — Contracture du membre supérieur gauche. —
Drainage du ventricule latéral droit. — Cessation de la contracture.

(Docteur A. Broca, *Revue de chirurgie*, 10 janvier 1891, page 39)

Le nommé Cap... m'est envoyé du Catelet (Aisne) par M. le docteur
Millot (de Crèvecœur) pour le cas où je jugerais une intervention chirurgicale nécessaire. Il est âgé de trois ans et sa mère me raconte
l'histoire suivante :

L'enfant serait venu au monde avec la tête naturelle. La mère a
commencé à le nourrir au sein, mais elle a dû sevrer très vite, faute
de lait, et l'enfant a été élevé au lait de chèvre. Quinze jours après sa
naissance, il a été pris d'une forte diarrhée, et c'est à ce moment qu'on
a constaté une hernie inguinale bilatérale. Un peu plus tard, l'enfant
aurait eu un abcès dans la gorge. Jusqu'à l'âge de sept mois, il a eu
facilement la diarrhée et il aurait, au moment d'atteintes graves, présenté du muguet à diverses reprises.

Vers sept mois, il a commencé à faire ses dents et à ce moment il a
eu une forte convulsion. Depuis cet âge, il a souffert de temps à autre
de convulsions, moins fortes il est vrai ; le sommeil a toujours été
agité, mais surtout la mère dit que c'est à partir de ce moment que la
tête a commencé à grossir, et on n'a pas tardé à remarquer « qu'elle
était marquée d'une croix » par des rigoles « comme une côte de me-
lon. » Mais déjà auparavant il y avait sans doute quelques phénomènes cérébraux, car l'enfant ne s'était jamais bien tenu sur les bras, jamais on n'avait pu l'asseoir sur un bras ; toujours il avait été « mou »
et il avait fallu le porter à deux bras. Cette faiblesse musculaire générale a d'ailleurs toujours persisté, et l'enfant n'a jamais pu marcher,
jamais davantage il n'a pu parler.

Il y un an, est survenue une nouvelle attaque convulsive grave, qui
a duré pendant quelque temps et a laissé à sa suite une hémiplégie
droite passagère. Les convulsions, qui se répétaient un grand nombre
de fois dans le jour et dans la nuit, occupèrent d'abord le membre
supérieur droit, projeté brusquement en avant comme pour donner
un coup de poing. Puis, survinrent des secousses analogues dans le
membre inférieur droit. Au bout de quinze jours environ, ces con-

vulsions diminuèrent beaucoup, dans le bras d'abord, puis dans la jambe. Mais elles furent remplacées par une hémiplégie incomplète avec contracture. Le membre supérieur était dans la flexion, les doigts ne remuaient guère, mais peu à peu, en quelques semaines, la contracture disparut, ne laissant à sa suite que de la maladresse de la main.

L'enfant semblait alors commencer un peu à poser le pied par terre, en étant soutenu sous les aisselles, lorsqu'il y a trois mois (fin de juin au commencement de juillet 1890) il fut pris de nouvelles convulsions, occupant cette fois les membres gauches, le supérieur d'abord, puis l'inférieur. Il en resta une hémiplégie gauche avec contracture que les parents espérèrent d'abord voir s'amender et disparaître, comme cela avait eu lieu environ un an auparavant pour le côté droit, et leur espoir se réalisa en partie pour le membre inférieur, mais l'état resta stationnaire pour le membre supérieur droit; les tentatives de marche ne furent pas reprises et les parents demandèrent si une opération ne pourrait pas arriver à quelque résultat.

C'est alors que l'enfant me fut adressé dans les premiers jours de septembre, et je constatai l'état suivant.

L'aspect du crâne est caractéristique : le volume, trop considérable, forme contraste avec la petitesse de la face. Les os de la voûte sont soudés, les fontanelles sont oblitérées ; mais ils forment des saillies et les sutures appréciables à la palpation, permettent de délimiter les pariétaux, l'occipital, le frontal surtout. Les dimensions de la tête sont les suivantes : ciconférence à la base, 48 centimètres; arc de cercle de la protubérance occipitale à la racine du nez, 33 centimètres; entre les deux conduits auditifs externes, 35 centimètres.

Le regard est vague, hébété ; parfois d'une fixité extraordinaire, parfois rendu strabique par des mouvements irréguliers des yeux. La parole est nulle. L'enfant pousse de temps à autre des cris inarticulés et projette en avant, convulsivement, ses membres supérieurs. La mastication, la déglutition sont très imparfaites. L'enfant ne peut manger que des bouillies, du pain trempé, et encore faut-il souvent que la mère pousse avec le doigt les aliments jusque dans le pharynx. Les membres inférieurs sont flasques, mal musclés, grêles, incapables de porter l'enfant, qui même se tient mal assis sur le bras de sa mère et souvent laisse aller mollement sa tête. Le membre supérieur droit est faible, mais n'est ni paralysé, ni contracturé. Le membre supérieur gauche est contracturé en flexion. L'intelligence est très faible. L'enfant reconnaît cependant les personnes de son entourage, toutes les dents sont cariées et les douleurs qui en résultent sont peut-être, pour une partie au moins, la cause de la difficulté de la mastication et de l'agitation nocturne.

En présence de cet état, je diagnostiquai sans difficulté une hydrocéphalie de médiocre intensité, et comme la mère demandait si une opération était possible, je lui déclarai : 1° qu'à mon sens l'opération pour évacuer le liquide était possible ; 2° qu'elle pourrait amener la mort en quelques jours, mais que cependant, avec l'antisepsie, les suites immédiates seraient probablement bonnes ; 3° que je ne répondais absolument de rien pour l'amélioration ultérieure de l'enfant.

La question ayant été posée de la sorte, on prit par lettre l'avis du père qui demanda formellement l'intervention.

L'enfant entra donc à l'hôpital Tenon (annexe de la salle Delessert, service de M. le Dr Reynier, que je suppléais pendant les vacances), et je l'opérai le 16 septembre 1890.

La tête ayant été préalablement rasée, savonnée, brossée et lavée au sublimé à 10 pour 100, je fais au cuir chevelu une incision en croix dont les deux branches se coupent à angle droit au niveau d'un point situé à 3 centimètres au-dessus et 3 centimètres en arrière du méat auditif externe droit. Après avoir relevé, en y prenant le périoste, les quatre petits lambeaux, j'appliquai une couronne de trépan de 1 centim. et demi de diamètre. Mais je me bornai à circonscrire d'une rainure les rondelles que je voulais enlever et que je fis sauter alors à la gouge et au maillet. Dans l'orifice ainsi créé, la dure-mère apparut, bombant nettement et se mettant presque de niveau avec la face externe des os du crâne ; de plus, elle ne présentait aucun battement.

Je l'incisai crucialement, de la pointe du bistouri, et j'aperçus l'écorce cérébrale, qui bombait autant et ne battait pas davantage. J'enfonçai alors franchement le gros trocart de l'aspirateur Potain, en visant à peu près le méat auditif du côté gauche. A 4 centimètres de profondeur à peu près, je sentis que la résistance faisait défaut ; je retirai le trocart et de l'aspirateur s'écoula environ un verre à liqueur de liquide clair. C'en était assez pour assurer mon diagnostic et pour me prouver que la canule était bien dans la cavité ventriculaire. Pour éviter la décompression brusque par évacuation trop rapide du liquide, je cessai l'aspiration et retirai le tube de caoutchouc. Par l'orifice de la canule du liquide s'écoula alors lentement, tandis que le long de la canule s'introduisait un drain, à l'aide d'une pince à forcipressure que je retirai en deux pièces, après avoir désarticulé les branches.

La canule du trocart fut à ce moment enlevée, l'issue de liquide par le tube à drainage m'ayant fourni la preuve que ce tube plongeait bien dans la cavité ventriculaire. Il s'écoula, pendant tout ce temps, lentement, du liquide rosé qui ne put être recueilli : j'évalue sa quantité à 50 ou 60 grammes, soit environ un verre à bordeaux.

Le fait sur lequel je désire attirer spécialement l'attention est qu'après l'écoulement de ce liquide, le cerveau cessa de bomber et se mit de niveau avec la face interne du crâne, en même temps qu'il présentait les battements normaux.

Je terminai l'opération en rabattant sur la face cérébrale les quadrants de la dure-mère, non suturée ; en suturant la peau au crin de Florence autour du drain, pris dans un des fils, le drain fut coupé au ras de la peau.

Pansement iodoformé. La chloroformisation avait été facilement obtenue, mais pendant toute sa durée il y eut des mouvements convulsifs du diaphragme. Elle a duré au total 40 minutes, et il est à noter que, vu l'indocilité de l'enfant, elle avait dû être commencée avant qu'on rasât et qu'on désinfectât le cuir chevelu.

Le soir, l'enfant n'a pas eu de fièvre (36°). Il s'est éveillé facilement après l'opération et n'a pas eu de vomissements chloroformiques. Puis il dormit tranquille pendant une bonne partie de la nuit.

Le lendemain matin (20 septembre), le pansement dut être changé, car il était traversé par un liquide rosé qui suintait à l'extérieur. Il y avait cependant une forte épaisseur d'ouate hydrophile, puis d'ouate ordinaire.

Ce pansement put rester en place deux jours, mais le 22 septembre il était traversé et il fallut encore le changer. De même le 24 septembre. Le 26 septembre, au septième jour révolu, j'enlevai les points de suture en laissant seulement celui qui tenait le drain. Il n'y a pas trace de rougeur ni de suppuration. La réunion immédiate est parfaite. A cette date, mon excellent ami le docteur Paul Blocq a bien voulu venir examiner mon opéré au point de vue de la contratcure, qui n'était pas sensiblement modifiée depuis l'opération, ce qui d'ailleurs n'avait rien d'étonnant. Il m'a remis la note suivante :

« Les membres sont uniformément maigres et grêles, mais on ne constate pas d'atrophie musculaire à proprement parler, et il n'existe entre les deux côtés aucune différence constatable à la mensuration. Les membres du côté droit ne présentent, non plus que le membre inférieur gauche, aucune altération appréciable de la motilité, ni de la sensibilité, ni des réflexes tendineux. Seul le membre supérieur gauche offre les désordres suivants : Il existe un certain degré de contracture spasmodique de tout ce membre, déterminant une déformation dans la demi-flexion. L'avant-bras est demi-fléchi sur le bras, la main demi-fléchie sur l'avant-bras, et les doigts demi-fléchis sur la paume. Cette déformation n'est pas constante, en ce sens que la contracture n'est pas absolue, et que des mouvements (plus étendus au bras et à l'avant-bras qu'aux doigts et à la main) sont possibles. Les mouvements faits par le malade ont le caractère athétosique ; l'indocilité de l'enfant, effrayé par le souvenir de l'opération qu'il a subie, a fait que notre examen ne nous l'a pas montré au repos véritable, et la mère ne peut nous dire s'il existe des mouvements athétosiques spontanés. Lorsqu'on cherche à provoquer des mouvements passifs sur les divers segments du même membre, on éprouve un sentiment de résistance élastique, égale pour la flexion ou l'extension. Les réflexes tendineux du même membre sont exagérées. Sensibilité normale. Le mode de début de la contracture qui s'est établie, non pas à la suite d'une paralysie, mais après des convulsions, ses caractères d'intensité, le mode des mouvements possibles observés, nous font penser qu'elle dépend plutôt d'une origine cérébrale (compression) que spinale (dégénération secondaire). »

Le pansement suivant fut fait le 3 novembre, et cette fois encore les pièces enlevées étaient parfaitement sèches. Je retirai donc le drain, qui était resté enfoncé comme au premier jour dans la substance cérébrale. Par un de ses orifices latéraux, un bourgeon blanc faisait saillie dans sa cavité, et je me demandai si, derrière cet obstacle, du liquide n'était pas retenu : mais rien ne s'écoula par l'orifice cutané.

Dernier pansement le 10 novembre, et à cette date l'enfant, que la mère promène dans les cours depuis une dizaine de jours, peut quitter l'hôpital.

L'amélioration à ce moment était évidente, car la contracture du membre supérieur droit a entièrement cessé, et l'enfant peut, de cette main, saisir des objets même assez lourds. un chapeau haut de forme

par exemple. L'amélioration a commencé à partir du sixième au septième jour, vérifiant ainsi sans tarder le pronostic porté par M. Blocq,
et elle s'est achevée à peu près en dix ou douze jours. La mère et
les autres malades de la salle trouvent que le regard est plus vif ; en
tout cas, depuis une quinzaine de jours, je n'ai plus constaté ces stra-
bismes momentanés que j'avais notés le premier jour. D'autre part,
l'enfant ne pousse plus de cris inarticulés et son sommeil est plus
tranquille. Les mouvements convulsifs ont diminué, mais il en reste
encore aux membres supérieurs. Enfin, la mère raconte que depuis
quelques jours son enfant recommence à se porter un peu sur les
pieds, en étant soutenue sous les aisselles, comme avant la crise d'il
y a trois mois. La déglutition n'est pas améliorée.

La disparition de la contracture a été vérifiée le 13 octobre, par
M. Blocq, dont voici la seconde note :

« La contracture du bras gauche a complètement disparu. Pas de
roideurs. Tous les mouvements passifs possibles, ainsi que les mouvements actifs de préhension. Les réflexes tendineux du poignet du
même membre gauche sont encore notablement exagérés.

OBSERVATION VII

Hydrocéphalie. — Drainage du ventricule latéral droit. — Mort
Docteur THIRIAR (de Bruxelles)

(*Revue de chirurgie*, 10 janvier 1891, page 43)

L'enfant Vanderstok (Aline), âgée de trois ans, entre dans le service chirurgical du docteur Thiriar, à l'hôpital Saint-Jean (Bruxelles),
le 26 août 1890.

L'affection a débuté à l'âge de sept mois. La tête de l'enfant était
alors très petite. Elle a eu des convulsions qui se répétaient trois à
quatre fois par jour. À la suite de ces convulsions, la tête a commencé
à grossir.

L'enfant ne sait ni parler ni marcher. Ses membres supérieurs et
inférieurs sont grêles, comme atrophiés ; on dirait les bras et les jambes d'un enfant d'un an. Le volume de la tête est considérable ; elle
mesure 60 centimètres de circonférence, et la distance d'un conduit
auditif à l'autre, en passant par la fontanelle antérieure, est de
42 centimètres. Les sutures crâniennes sont consolidées, la fontanelle

postérieure est fermée. La fontanelle antérieure est très développée, au contraire, elle mesure 12 centimètres de long sur 5 de large. La bosse pariétale droite est beaucoup plus proéminente que la gauche. L'ouïe est conservée, la vue également, car l'enfant suit du regard les mouvements qu'on imprime à une montre. Il existe du nystagmus latéral, les deux yeux sont hypermétropes sans lésions profondes. L'exophtalmie est très prononcée. La tête exécute des mouvements de rotation continuels.

M. Thiriar pratique le drainage du ventricule latéral droit. Après avoir rasé la tête et pris les précautions antiseptiques de rigueur, l'enfant étant chloroformé, il détermine un point sur la ligne basilaire de Reid, à 3 centimètres en arrière du conduit auditif. De ce point, il élève une perpendiculaire de 3 centimètres ; à l'extrémité, il pratique une petite incision en croix. Après avoir détaché le périoste et fait relever les petits lambeaux au moyen d'érignes, il applique la plus petite couronne du trépan de Lucas Championnière. Les méninges sont alors incisées en croix, aucun liquide ne s'écoule. Il enfonce alors dans la substance cérébrale une fine sonde en gomme élastique, bien désinfectée à l'étuve et au sublimé. Cette sonde est conduite dans la direction d'un point situé à 7 centimètres et demi au-dessus du conduit auditif externe gauche et à 1 centimètre en avant de ce conduit (de nombreuses recherches sur le cadavre ont démontré à M. Thiriar que c'est là la vraie direction à donner au drain qui doit être enfoncé de 5 centim. et demi à 6 centim. dans la substance cérébrale ; il est toujours arrivé ainsi très facilement dans les ventricules chez les adultes et les vieillards). On arrive très facilement dans le ventricule distendu par le liquide, ce qui se constate par l'écoulement qui se produit par la petite sonde. C'est un liquide clair, limpide comme de l'eau de roche.

Après avoir laissé écouler environ 2 cuillerées à soupe du liquide, on ferme l'orifice de la sonde par un petit bouchon. Cette sonde est fixée aux petits lambeaux cutanés au moyen d'un fil de soie. Malgré le bouchon, le liquide continue à filtrer lentement le long des parois de la sonde. Pansement à l'iodoforme.

A la fin de cette opération, la petite malade est prise de nausées, de vomissements de matières alimentaires (lait caillé) et de forts bâillements. Dans l'après-midi, l'enfant repose tranquillement, l'exophtalmie a entièrement disparu ainsi que le nystagmus. Le pouls est à 29, très régulier. L'enfant prend le biberon avec avidité. Dans la nuit, il a deux ou trois vomissements de lait caillé. Température du soir : 37°2.

L'enfant a assez bien dormi. Le pansement est mouillé, percé par le liquide encéphalo-rachidien qui continue à s'écouler. Les pupilles sont également dilatées, les yeux légèrement enfoncés dans l'orbite. La respiration est égale. Pouls, 30 ; température, 37° 8 le matin, 37° 2 le soir.

La journée d'hier a été calme, mais la nuit a été agitée. La petite opérée a eu quelques vomissements depuis le soir, elle a beaucoup crié. Le pansement n'est plus mouillé, il est renouvelé. La fontanelle antérieure est excavée fortement. La plaie est réunie, on laisse écouler le liquide encéphalo-rachidien et on injecte environ 10 grammes d'une solution composée de : sublimé corrosif, 0,10 ; alcool, 20 grammes ; eau distillée, 300 grammes. On laisse écouler cette injection au bout d'un certain temps. Le liquide s'écoule goutte à goutte, suivant les mouvements de la respiration. Pouls, 31 ; température, 37° 5 le matin, 37° 4 le soir.

Hier soir, l'enfant a été prise de vomissements et de petites attaques de convulsions. Ces convulsions se sont accentuées vers cinq heures du matin et à six heures la mort arrive.

La distance d'un conduit auditif à l'autre n'est plus que de 40 centimètres. Toutes les sutures sont fermées de même que la fontanelle postérieure. Les os sont mous, amincis, élastiques, transparents. A l'ouverture du crâne, une grande quantité de liquide s'écoule. La surface du cerveau n'est pas injectée. La calotte crânienne adhère intimement à la faux du cerveau. Toute la substance cérébrale est refoulée et présente à l'intérieur une énorme cavité. Du côté droit, cette substance est réduite à sa plus simple expression ; à la région temporale, au niveau de la trépanation, les circonvolutions ont disparu, elles se résument en une mince membrane effaçant la scissure de Sylvius et formant une vaste poche. Par suite de cet amas de liquide, le lobe sphénoïdal, très atrophié, a été refoulé en arrière, de sorte que le drain introduit a pénétré dans la poche près du pied de la première circonvolution frontale. Cette poche fait communiquer largement les deux ventricules.

Les circonvolutions frontales sont réduites en une mince lanière dont les sinuosités sont effacées. A certaines places, les circonvolutions ont une épaisseur de 3 millimètres seulement.

Le troisième ventricule se réduit en un orifice qui fait communiquer largement les deux ventricules latéraux.

Les parois de la cavité ne présentent aucune injection.

Du côté gauche, la cavité ventriculaire est moins grande et on y distingue nettement la scissure de Sylvius. La substance cérébrale y est moins atrophiée, elle mesure environ un demi-centimètre d'épaisseur. Le cervelet et la protubérance annulaire ne présentent rien de particulier.

La cavité intra-cérébrale peut contenir 2 litres de liquide environ.

CHAPITRE III

ÉPILEPSIE ESSENTIELLE

On admet généralement aujourd'hui deux sortes d'épilepsie. La première que l'on désigne sous le nom d'*épilepsie essentielle*, et dont nous allons nous occuper dans ce chapitre, est l'épilepsie vraie, névrose arrivant dans le jeune âge, alors qu'on ne trouve dans l'encéphale aucune lésion macroscopique ou microscopique.

Lasègue prétend qu'elle est due à une malformation ou à un vice de consolidation des os qui forment le plancher ou la voûte du crâne.

La seconde, nommée, à cause de Jackson, qui l'a si bien étudiée et décrite, *épilepsie Jacksonnienne*, est toujours symptomatique d'une lésion cérébrale: tumeur, hémorragie, syphilis héréditaire ou acquise, et le plus souvent déterminée par une blessure ou fracture récente ou ancienne de la voûte crânienne.

Le docteur Dumas, dans sa thèse inaugurale, nie l'existence d'une épilepsie essentielle, idiopathique : « L'épilepsie idiopathique, dit-il, n'est probablement pas une névrose ; ce n'est pas plus une maladie sans lésion que l'ataxie locomotrice progressive, qui, elle aussi, était classée parmi les névroses, avant que l'anatomie pathologique vint nous éclairer sur le siège de ses lésions. Nous nous refusons à admettre une nomenclature dans les lésions : *pour nous, elle est toujours symptomatique.* »

Nous ne saurions, de notre côté, accepter cette théorie. Il est possible que des travaux ultérieurs viennent confirmer les idées de Dumas. Mais, étant donné l'état actuel de nos connaissances en anatomie pathologique, on doit conserver la distinction en épilepsie essentielle et symptomatique. L'épilepsie essentielle existe bien réellement, et nous en avons dans nos observations des exemples bien nets, bien prouvés. Et, du reste, ne voyons-nous pas la trépanation rester le plus souvent infructueuse dans certains cas, alors qu'elle réussit presque toujours dans d'autres observations ? Et ce qui nous frappe, c'est que, nous le prouverons dans le chapitre suivant, l'épilepsie symptomatique est guérie dans la grande majorité des cas par cette opération. Si toutes les épilepsies étaient symptomatiques, il ne devrait donc y avoir aucune différence.

Mais où se trouve la difficulté, c'est lorsque l'on veut établir un diagnostic différentiel entre ces deux classes, et c'est ainsi que nous nous expliquons l'opinion de Dumas. Où commence l'épilepsie jacksonnienne ? Où finit l'épilepsie essentielle ? Voilà la question, et nous n'avons aucunement la prétention de la trancher. Si l'on en croit Lasègue, toute épilepsie qui se déclare après dix-sept ou dix-huit ans, ne saurait être essentielle.

Mais ne trouvons-nous pas dans une observation de Lucas-Championnière (observation n° II) un cas où la première attaque n'a débuté qu'à l'âge de vingt-six ans et où la trépanation montra un cerveau intact. De même, dans notre cas, les attaques ne commencèrent qu'à l'âge de vingt et un ans, pendant que notre sujet faisait son service militaire.

La difficulté existe donc, très grande. A la sixième réunion de la Société italienne de chirurgie, le professeur Bendandi croit avoir affaire à une épilepsie due à la présence d'une tumeur cérébrale. Il trépane et ne trouve, après exploration du cerveau, absolument rien.

De notre côté, le diagnostic posé avait des bases solides : présence d'une cicatrice située au niveau de l'angle supérieur du pariétal droit et provenant d'une ancienne chute sur le crâne, défaut d'hérédité dans les antécédents, etc. M. Estor place plusieurs couronnes de trépan ; il enlève une large paroi osseuse : le cerveau n'a rien d'anormal.

C'est aussi à cause de la fréquence des erreurs que nous dirons plus loin que la trépanation peut être conseillée, avec certaines réserves pourtant, dans les deux catégories d'épilepsie. Du moment que nous voyons l'épilepsie essentielle être parfois considérée comme partielle, ne pourrait-on pas faire l'erreur du contraire ? Et dans ce cas, ne trépanant pas, on priverait son malade d'une intervention le plus souvent utile.

D'ailleurs, dans l'épilepsie essentielle, la trépanation est très logique. On a prétendu que la cause de cette maladie (L. Championnière) était dans la trop grande compression du cerveau par le crâne, ou encore par la trop forte tension du liquide céphalo-rachidien ou du sang. (J.-R. Preston a même guéri une épilepsie qu'il soupçonnait produite par une forte congestion cérébrale, en liant l'artère carotide.) En faisant au crâne une large incision osseuse, on laisse un libre jeu au cerveau et on le décomprime ainsi considérablement.

Un point surtout sur lequel nous voulons appeler l'attention est la bénignité de l'opération. C'est après les découvertes de l'antisepsie, que Lucas-Championnière a soutenu contre Desprès la trépanation, et il le faisait remarquer « avec des précautions sérieuses, la trépanation ne sera pas plus à craindre que la saignée. »

Malgaigne et Desault avaient condamné la trépanation, et,

pendant près d'un demi-siècle (1820 à 1866), on n'aurait pu trouver de chirurgien assez osé pour la pratiquer.

En 1869, Jules Bœckel (de Strasbourg) publie un mémoire avec de nombreuses observations, dans lequel il a le courage de conseiller cette opération. Mais alors on ne songeait qu'aux épilepsies symptomatiques. C'est à Lucas-Championnière que revient le mérite de l'avoir appliquée aux épilepsies essentielles, et ses premiers malades ont été opérés en 1886 et 1887. Nous rapportons ses observations que le docteur Dumas a publiées dans sa thèse. Ce n'est donc que depuis une quinzaine d'années que cette opération semble renaître de ses cendres, et cela grâce surtout aux remarquables travaux dont la gloire revient en premier lieu aux chirurgiens français.

II

Nous relatons dans notre travail onze observations puisées pour la plupart dans la thèse de Dumas et dues à M. Lucas-Championnière ; une est due au docteur Girard (de Grenoble) ; une à Keen (de Philadelphie) ; enfin, nous publions un cas que M. le professeur agrégé Estor a bien voulu nous communiquer et qui est inédit.

Partout nous trouvons les symptômes classiques qu'il est peu important de rappeler : presque toujours aura partant d'un point ou d'un autre ; attaque avec ou sans perte de connaissance, troubles intellectuels, embarras de la parole, délire lipémaniaque... Dans une observation, il n'y a pas d'attaque mais seulement du délire et des vertiges.

Mais examinons maintenant les résultats obtenus.

III

Au point de vue opératoire, sur les 12 cas que nous rappelons, il n'y a pas un cas de mort. Lucas-Championnière,

sur 29 cas de trépanation pratiquée en dehors du traumatisme, n'a pas eu un seul accident. Il lui est survenu, il est
vrai, des incidents opératoires : hémorragies abondantes, coup
de scie dans les méninges, mais aucun inconvénient n'est survenu à la suite, et tous ses opérés ont très bien guéri.

Il n'y a même eu aucune complication et la plaie se fermait
par première intention en moyenne huit ou dix jours après
l'opération.

Voilà donc un point bien établi et que nous pouvons poser
en principe : c'est la bénignité de l'opération.

Nous diviserons les résultats thérapeutiques en deux
classes : les résultats immédiats et les résultats éloignés. Mais
disons tout de suite qu'il faudrait, pour juger sainement, connaître l'état des malades quelques années après l'intervention,
et pour le malade qui a été observé le plus longtemps on ne
donne que les résultats au bout de dix mois.

Dans l'observation I, qui est notre cas personnel, le malade
a depuis trois ans des attaques qui deviennent de plus en plus
fréquentes et arrivent à se produire six ou sept fois par
jour. Après l'opération, il passe cinq jours avec deux ou trois
attaques, mais elles augmentent, et au bout d'une semaine, le
malade a un nombre de crises aussi grand qu'auparavant.

Les résultats immédiats semblaient donc devoir promettre
quelque chose, mais le mieux ne tarda pas à disparaître.

Amélioration légère dans l'observation II. L'épilepsie, la
parésie, les troubles de la parole se sont sensiblement
amendés, et il n'y a plus eu d'attaque pendant les deux mois
de séjour à l'hôpital qui ont suivi l'opération.

Aucun changement dans nos observations III, V et VIII.
A peine peut-on noter une moins grande intensité dans les
attaques dans notre troisième cas.

Au contraire, les observations IV et VI nous donnent des résultats immédiats excellents; les sujets qui avaient de nombreuses attaques n'en ont plus: le premier, six mois après l'opération; le second, un mois après.

Le malade qui fait l'objet de l'observation VII avait en moyenne deux attaques par jour. Dans les deux premiers jours qui suivirent l'opération, il n'eut pas de crises; mais plus tard elles revinrent, s'espaçant de plus en plus et perdant en intensité. Donc, bons résultats immédiats, résultats éloignés satisfaisants, en somme amélioration.

Notable amélioration immédiate dans le cas de Girard (de Grenoble), observation IX. Pendant cinq mois la malade, qui auparavant avait plusieurs crises par jour, n'eut plus d'attaques. Elle ne présenta qu'une seule fois une absence et quelques vertiges. Mais ce ne sont là que les résultats trop rapprochés de la date de l'opération, et M. Girard fait justement observer qu'il réserve encore le pronostic.

Keen (observation X) a enlevé une partie de la substance cérébrale près de la scissure de Rolando. Cette ablation nous paraît au moins inutile et les résultats n'ont pas été pour cela plus brillants. Il dit que les attaques ont augmenté pendant les premiers jours qui suivirent l'opération pour diminuer ensuite graduellement en nombre, durée et intensité... Mais pendant combien de temps son malade a-t-il été observé, voilà ce qu'il ne nous dit pas.

L'observation XI ne donne qu'une légère amélioration; la malade ne souffrait que de vertiges et de bruits dans l'oreille. Après l'opération ils diminuent de violence, mais la trépanation ne les fait pas disparaître.

Enfin, dans l'observation de Bendandi, le malade n'a plus d'attaque et se trouve complètement guéri, si bien que le chirurgien italien conseille la trépanation exploratrice dans l'épilepsie essentielle.

5

En somme, nous pouvons ainsi résumer les résultats obtenus :

Résultats immédiats.. { nuls 3.
légèrement favorables, 6.
complets, 3.

Résultats éloignés.... { nuls, 3.
légèrement favorables, 4.
complets, 5............... { 10 mois.
1 mois.
5 mois.
les deux autres inconnus.

IV

Devant ces résultats, le doute est encore permis. Car, si nous donnons cinq résultats complets, nous ajoutons bien vite que les malades ont été observés pendant trop peu de temps après l'opération, et ces résultats doivent donc être sujets à caution. Aussi ne dirons-nous pas que l'on *doit*, dans des cas pareils, faire la trépanation, mais nous disons que, vu la bénignité de l'opération, bénignité sur laquelle nous avons insisté plus haut, on *peut* l'essayer.

On peut d'autant plus le faire, que l'état général du sujet est satisfaisant, que la maladie est plus récente et que l'aura est caractérisé par des manifestations localisées, indiquant le lieu exact où doit porter le trépan. Ces trois points sont très importants, et nous voyons les résultats être d'autant plus favorables que l'on réunit ces trois conditions. Si, au contraire, le malade est dans le coma, sous le coup de crises successives, s'il est atteint depuis fort longtemps (nous connaissons un cas de succès où la maladie datait de vingt ans), si l'on ne sait où trépaner, il vaudra mieux se réserver, et ne point intervenir.

OBSERVATION PREMIÈRE

Un cas de trépanation pour épilepsie essentielle

Amélioration passagère. — Aucune amélioration définitive

(Observation inédite communiquée par M. le professeur agrégé Estor)

Ce qui fait l'intérêt de cette observation, c'est que l'histoire du malade a conduit à une idée pathogénique inexacte, les attaques épileptiques ayant été considérées, comme symptomatiques, tandis qu'il s'agissait en réalité d'épilepsie essentielle.

Lim... (Étienne), âgé de vingt-trois ans, exerçant la profession de tonnelier, entre, le 23 mars 1891, dans le service de M. le professeur Dubrueil, que j'avais alors l'honneur de suppléer. Cet homme a déjà fait un séjour dans les services de médecine de MM. les professeurs Castan et Grasset, qui ont jugé nécessaire de le soumettre à l'examen de M. Dubrueil, pensant qu'une intervention pouvait lui être utile.

Dans la famille de Lim..., il n'y a pas d'épileptiques ; le père et le frère du malade, tous deux fort intelligents, ont été très affirmatifs sur ce point. Lui-même a été très bien portant jusqu'à l'âge de treize ans. A cette époque il tombe du haut d'un arbre (de 3 mètres environ) et perd connaissance. Dans sa chute, il se fait à la tête une blessure donnant lieu à une hémorragie assez abondante. Cependant peu de jours après, il est absolument guéri. Pendant les sept années qui suivirent cet accident, la santé fut parfaite, mais il y trois ans, alors que Lim... était en garnison à Versailles, au 3ᵉ régiment d'artillerie, il fut pris d'attaques d'épilepsie, peu à peu de plus en plus fréquentes, et fut réformé pour ce motif.

Depuis, les attaques n'ont pas cessé.

Actuellement (23 mars 1891), il a six ou sept attaques par

jour, et autant la nuit. Elles débutent par un aura partant
de la base du thorax à gauche, suivi de constriction à la
gorge et de perte de connaissance. Inutile d'entrer dans les
détails, les attaques sont classiques et le plus souvent de courte
durée.

Examen. — On trouve au niveau de l'angle supérieur et
postérieur du pariétal droit, un espace ovalaire sur lequel les
cheveux sont extrêmement rares, ayant manifestement l'aspect
d'une cicatrice et mesurant 5 centimètres de long sur 4 de
large. C'est la cicatrice résultant de la blessure dont il a été
fait mention plus haut. On sent au toucher, en ce point, une
dépression en forme de sillon dirigée d'arrière en avant et de
dedans en dehors et présentant une longueur de 5 centimètres
environ. L'extrémité postérieure de ce sillon est placée à
3 centimètres du lambda, tandis que l'extrémité antérieure
est située à 5 centimètres de la ligne médiane.

Rien à noter au niveau des divers appareils, l'individu est
d'une intelligence un peu au-dessous de la moyenne.

Après avoir pris conseil de notre regretté doyen, M. le
professeur Castan, et de MM. les professeurs Dubrueil et Grasset, je pratiquai la trépanation le 25 mars 1891. M. le professeur Dubrueil voulut bien m'assister. Les raisons invoquées en
faveur de l'opération étaient l'absence d'épileptiques dans la
famille, la marche de la maladie, traumatisme suivi (à longue
échéance, il est vrai) d'accidents épileptiformes, mais surtout
l'existence d'une cicatrice et d'une dépression osseuse très
manifeste.

L'anesthésie obtenue et l'hémostase assurée au moyen d'un
drain placé circulairement autour de la tête, je taille un large
lambeau à base supérieure, comprenant toutes les parties
molles. Trois couronnes de trépan sont ensuite appliquées sur
trois points situés aux angles d'un triangle sur le pariétal. La

portion de la voûte crânienne comprise entre les trois couronnes, est ensuite enlevée au ciseau, de sorte qu'on obtient une perte de substance triangulaire ayant 6 centimètres de base sur 4 de hauteur.

L'os enlevé est normal, le sillon signalé sur la table externe ne se reproduit pas en saillie sur la face profonde de l'os. La dure-mère est parfaitement saine et nullement adhérente au plan osseux sous-jacent. Aussi n'est-elle pas incisée. Suture du lambeau; un drain est placé transversalement au niveau de sa base.

On peut se rendre compte que les parties osseuses enlevées correspondaient sensiblement au pli courbe et au lobule du pli courbe. Une heure après l'opération, le malade a une violente attaque et tombe du lit. A midi et demi, seconde attaque. La nuit suivante, trois attaques légères.

26 mars.— Pas d'attaques de toute la journée. Dans la nuit, deux attaques très légères.

27. — Une attaque dans la journée et deux dans la nuit. Elles sont beaucoup moins violentes qu'avant l'opération.

28. — Deux attaques dans les vingt-quatre heures.

29. — Trois attaques.

30. — Deux attaques.

1er avril. — Cinq attaques. Depuis lors, les crises deviennent de plus en plus nombreuses et augmentent peu à peu d'intensité.

Actuellement, les attaques sont aussi fréquentes et aussi fortes qu'avant l'opération.

Les suites opératoires ont été simples.

En résumé, notre malade n'a nullement bénéficié de la trépanation. Pendant six à sept jours, il a été légèrement amélioré mais au bout de ce temps, il est retombé dans le même état. C'est un épileptique comme avant l'opération. Il s'agissait très probablement, malgré les bonnes raisons invoquées plus haut, d'épilepsie essentielle, et lé résultat a été celui qu'on obtient généralement en pareil cas.

OBSERVATION II

Épilepsie. — Parésie du membre supérieur droit. — Troubles de la parole. — Trépanation. — Ablation d'une hypérostose. — Amélioration de l'épilepsie et de la parésie. — Amélioration des troubles de la parole.

Docteur Lucas-Championnière. — Thèse du docteur Dumas. Paris 1889. n° 323.

Le nommé Michel Henry, âgé de vingt-neuf ans, exerçant la profession de peintre, entre le 5 février 1886, à l'hôpital Ténon, salle Nélaton, lit n° 13.

Cet homme, qui est alcoolique, a pris sa première attaque d'épilepsie, il y a trois ans. — Elle est survenue brusquement : il a subitement perdu connaissance, s'est mordu la langue, son bras droit s'est paralysé ; depuis cette époque, il a eu plusieurs crises, sept en tout ; les dernières sont survenues il y a trois mois ; pendant un mois il a été tout à fait aphasique ; il est rentré à l'hôpital à diverses reprises (service de M. Dreyfus) et a pris de l'iodure de potassium. Il nous est amené par sa mère, ancienne opérée d'ovariotomie.

A son entrée on constate que la parole est très embarrassée : c'est à peine si on peut comprendre ce qu'il dit ; la main droite est très faible : le malade ne peut s'en servir pour serrer.

Le 10 février 1886, trépanation dans la zone motrice gauche, en bas et en avant de la ligne rolandique.

Incision en T dont la branche postérieure repose sur la ligne rolandique. Une grande couronne de trépan est appliquée en avant de celle-ci ; on place une couronne plus petite qu'on réunit à la première en faisant sauter le pont osseux qui les sépare ; on tombe sur une hypérostose qui est complètement enlevée.

L'opération a duré trois quarts d'heure.

Chloroforme Yvon..... 75 grammes

Aucun vomissement ; le malade se trouve très bien dès le lendemain et parle mieux.

Suites des plus simples.

Dès le deuxième jour, la main, qui ne pouvait être relevée, était facilement portée sur la tête. La jambe ne traînait plus.

Pas une seule attaque d'épilepsie pendant les deux mois de séjour à l'hôpital.

Il persiste encore quelques troubles de la parole.

OBSERVATION III

Épilepsie datant de l'enfance. — Trépanation. — Continuation des attaques.

(Thèse de Dumas)

Le nommé Reg... (Lucien) entre, au mois de février 1887, à l'hôpital Ténon, salle Nélaton, lit n° 5. Cet homme, âgé de vingt-quatre ans, est épileptique depuis l'âge de quatre ans.

A l'âge de huit ans, il a fait une chute sur la tête, chute qui paraît être la cause d'un cal, siégeant sur l'occipital. Il a toujours eu des attaques fréquentes ; depuis peu cependant ces attaques se sont multipliées et il passe rarement une semaine sans en avoir une : aucune d'elles n'a été accompagnée d'aphasie ni de troubles paralytiques.

Le malade est bien développé, mais il présente une asymétrie de la face très marquée. D'une intelligence médiocre, il est d'un caractère doux en dehors de ses attaques.

En l'absence de toute localisation, M. Championnière se décide à trépaner dans la région des centres, à gauche, parce que ce côté est déformé et atrophié.

L'opération a lieu le 27 février 1887 : une grande couronne est appliquée : hémorragie intense par la raie de la scie ; l'os est plus épais en arrière qu'en avant et la grande couronne a entamé la dure-mère et l'arachnoïde. Une couronne plus petite est placée au niveau de l'épaississement osseux. Le pont qui sépare les deux ouvertures est supprimé. La dure-mère est incisée.

La perte de sang a été sérieuse.

Les suites de l'opération sont simples.

Le 5 mars, accès épileptique très court et sans grand bruit pendant la nuit.

8. — Le malade sort en bon état ; la plaie est complètement cicatrisée.

Le malade, revu le 21 mars, nous apprend qu'il a eu trois accès ;

ceux-ci paraissent plus rapprochés, mais sont plus légers ; les premiers n'ont pas occasionné de morsures de la langue ; au dernier il y a eu morsure.

OBSERVATION IV

Épilepsie avec troubles moteurs. — Trépanation. — Guérison.

(L. Championnière, *in* Thèse du docteur Dumas. Paris, 1889, n° 323.)

Thieb... Al..., sellier, âgé de vingt-deux ans, entre à l'hôpital le 17 août 1887.

Cet homme, qui m'a été amené par un autre opéré pour épilepsie, n'est épileptique que depuis l'âge de dix-sept ans. Sa famille ne présente, parmi ses membres, aucun cas d'accidents comitiaux.

Les attaques se sont souvent accompagnées de phénomènes de contracture dans le bras et la main droite ; il ne paraît pas y avoir jamais eu de troubles de la parole. Le malade accuse, par intervalles, de la lourdeur dans cette main. Le 18 août 1887, trépanation.

Après détermination de la ligne rolandique, je prends mes mesures pour ouvrir le crâne un peu en avant de la partie moyenne de cette ligne. Incision avec lambeau triangulaire antérieur. Une première couronne de trois centimètres est placée ; nouvelle couronne au-dessus et en arrière ; le pont osseux qui les sépare est supprimé avec la pince-gouge. Le crâne est très épais.

La dure-mère est sectionnée ; l'arachnoïde est ouverte en deux points (on voit bien le sillon de Rolando). Il se produit alors une hémorragie intense par un vaisseau méningé (veine). Je place un catgut à la partie supérieure de la substance, pour arrêter l'hémorragie.

Sutures sur le péricrâne. Drainage.

Durée de l'opération : une heure vingt minutes.

Chloroforme Yvon.......... 75 grammes.

Quelques vomissements.

Le lendemain, 19 août, le pansement inondé de liquide céphalo-rachidien est changé.

Le sujet est sorti le 16 novembre 1887, en excellent état. Nous avons pu apprendre que dix mois après il n'avait pas eu une seule attaque épileptique.

OBSERVATION V

Épilepsie à l'âge de quatorze ans. — Trépanation. — Persistance des
accidents.

L. Championnière, *in* Thèse du docteur Dumas. Paris, 1889, n° 323.

Th... (Henry), âgé de vingt ans, s'est présenté à la consultation
pour des écorchures reçues dans une chute pendant une attaque d'é-
pilepsie.

Il est épileptique depuis l'âge de quatorze ans ; son père est mort
du *delirium tremens ;* il a un frère aîné qui est aussi atteint de mal
comitial.

Aucun accident pendant l'enfance ; le premier accès est survenu
sans cause apparente ; il a maintenant [des attaques tous les mois ;
quelquefois les intervalles sont plus considérables.

Ces attaques sont courtes, sans aura, précédées d'un cri initial ; les
mouvements sont peu marqués ; le malade est dans l'hébétude les
jours qui suivent.

La sensibilité est partout intacte.

Il a subi sans succès, pendant un an, un traitement au bromure de
potassium.

Le 2 juin 1887, trépanation dans la région des centres, à gauche.

Incision cruciale au lieu d'élection. Il est placé deux couronnes, une
grande (trois centimètres) et une petite (deux centimètres). La dure-
mère et l'arachnoïde sont incisées avec précaution, un peu en arrière
du sillon de Rolando.

Méninges et cerveau normaux.

Deux drains sont placés, l'antérieur un peu gros.

Durée de l'opération : une heure.

Chloroforme hospitalier : 120 grammes ; son administration a été
accompagnée de vomissements et d'agitation.

Le lendemain, l'oreille était inondée de liquide céphalo-rachidien.

Les suites de l'opération ont été plus simples, mais les accidents
épileptiques ont persisté.

OBSERVATION VI

Épilepsie depuis un an. — Douleurs de tête. — Trépanation. —
Plus d'accès après un mois.

(L. Championnière, *in* thèse du D' Dumas. Paris 1889, n° 323.)

La nommée Guil.... (Berthe), âgée de dix-neuf ans, entra à l'hôpital
Saint-Louis le 20 novembre 1888.

Son père est alcoolique (absinthique) : aucun accident comitial dans
la famille.

Elle a eu son premier accès épileptique il y a un an (elle avait dix-
huit ans alors), en se levant le matin et sans cause apparente.

Elle est bien réglée depuis l'âge de douze ans. Les attaques reviennent tous les mois à l'époque de ses règles ordinairement.

Pendant son séjour à l'hôpital, avant l'opération, elle a eu deux
attaques dont une courte.

Durant l'attaque, perte de connaissance, aucun mouvement, écume
aux lèvres. Dans l'intervalle, douleurs de tête constantes à droite et
au sommet de la tête, spontanément et à la pression.

Trépanation le 6 décembre 1888.

Incision en lambeau convexe en bas sur la région postérieure du
pariétal, c'est-à-dire sur la région douloureuse.

Une couronne de deux centimètres est appliquée : le crâne épais,
dur et peu vasculaire, est difficile à réséquer : l'orifice est plus que
doublé à l'aide de la pince-gouge.

La dure-mère est ouverte en croix : l'incision des méninges laisse
apercevoir le cerveau rougeâtre est très tendu ; l'écoulement du liquide
céphalo-rachidien est assez minime. Le sang est perdu en assez grande
abondance. Il est fait des sutures sans aucune ligature.

Un drain est placé dans la plaie.

Le cuir chevelu est suturé avec dix crins de Florence.

Durée de l'opération : une heure.

Chloroforme hospitalier : 60 grammes.

Beaucoup de vomissements pendant deux jours.

La malade accuse un peu d'engourdissement dans la main gauche.

Un accès aussitôt après l'opération.

Un autre accès au moment des règles.

Un troisième le jour de la sortie de l'hôpital (le 11 février 1889).

Depuis, plus un seul accès.

OBSERVATION VII

Épilepsie datant de la première enfance. — Trépanation. — Amélioration

(L. Championnière, *in* thèse du Dr Dumas. Paris, 1889, n° 323)

Le jeune Fri... (Henry), âgé de onze ans et demi, rentre à l'hôpital Saint-Louis le 31 juillet 1888, service de M. Championnière.

Ses antécédents héréditaires sont déplorables ; son père est aliéné, sa sœur jumelle est morte à cinq mois de convulsions. Lui-même aurait été également atteint de convulsions au même âge.

Depuis sa première enfance il lui prenait une attaque d'épilepsie environ tous les mois : il est resté neuf mois sans en avoir, lorsque, il y a deux ans, il a été effrayé par un homme qui voulait le frapper ; à partir de ce moment, il eut des crises très fréquentes, se répétant jusqu'à deux fois dans la même journée.

Le malade, bien développé, est d'une intelligence moyenne.

Dans les premiers jours de son séjour à l'hôpital, il eut trois crises d'épilepsie bien nettes, mais ne présentant pas de phénomènes localisés, sauf un peu de difficulté de l'élocution. Il existe de l'asymétrie faciale.

Opération le 9 août 1888.

Deux larges couronnes de trépan (trois centimètres) sont appliquées dans la région des centres à gauche : les ouvertures sont réunies et agrandies à l'aide de la pince-gouge.

Le crâne est très épaissi. Les méninges sont incisées et paraissent normales.

Suites opératoires simples : pas d'accès dans les deux premiers jours ; quelques crises plus tard, s'espaçant de plus en plus et perdant en intensité.

OBSERVATION VIII

Épilepsie depuis l'âge de treize ans. — Idiotie. — Trépanation. — Pas de résultat.

(L. Championnière, *in* thèse du Dr Dumas. Paris, 1889, n° 323)

Le nommé Cro... (Georges), entre à l'hôpital St-Louis le 4 décembre 1888, service de M. Championnière.

Il est âgé de dix-neuf ans et exerce la profession de tourneur; depuis l'âge de treize ans, il est atteint de crises épileptiques tous les quinze jours environ ; aucune aura, aucun souvenir après la crise. Il ne se plaint d'aucune douleur; son intelligence est presque nulle. Pas d'antécédents comitiaux dans sa famille. Le 9 décembre 1888, il prend une attaque qui laisse après elle des troubles de la parole.

Opération le 13 décembre 1888.

Lambeau semi-circulaire au-dessus de l'oreille gauche ; incision sur le temporal ; application de la grande couronne et agrandissement de l'ouverture, jusqu'à donner une baie de six centimètres sur cinq et demi de diamètre.

Incision de la dure-mère ; le cerveau est très saillant ; il se fait un écoulement abondant de sérosité.

Le lambeau est rabattu et suturé avec douze crins de Florence. Un drain est placé.

Durée de l'opération : cinquante-cinq minutes.

Chloroforme hospitalier : 60 grammes.

Un seul vomissement après l'opération.

Les suites immédiates ont été excellentes ; mais les crises d'épilepsie se sont reproduites.

Les allures de ce sujet sont bizarres : c'est presque un aliéné épileptique ; depuis l'opération il paraît néanmoins moins inintelligent.

OBSERVATION IX

Sur un cas d'épilepsie non traumatique (Dr Girard, de Grenoble)

(Congrès de chirurgie, 5e session, page 116)

Can... M., âgée de vingt-neuf ans, a été réglée à onze ans et s'est mariée à dix-sept ans. Son père est mort à soixante-deux ans d'une bronchite catarrhale ; sa mère est vivante et bien portante.

Elle a neuf frères ou sœurs dont un seul, le dernier, qui est âgé de onze ans, est atteint de crises épileptiques.

La première grande attaque de Can... M. est survenue à quatorze ans, à la suite d'une violente frayeur provoquée par la chute d'une lampe à pétrole dont le contenu s'est enflammé : elle a duré de onze heures du soir à cinq heures du matin.

Depuis cette époque, les crises n'ont jamais cessé ; elles étaient très fréquentes, survenaient au moins toutes les semaines, et on en a compté jusqu'à cinq et six par semaine.

Cette femme a eu six enfants, dont cinq garçons et une fille.

Cinq de ces enfants sont morts à la suite de crises épileptiques.

Le premier a succombé à vingt-deux mois ; il a eu huit crises pendant une semaine, à quatre mois ; deux crises à sept ou huit mois ; une crise à quinze mois, et enfin, à vingt-deux mois, il a eu une série de crises qui ont commencé à onze heures du soir pour se terminer par la mort vers dix heures du matin (médecin traitant, Dr Berthollet).

Le deuxième enfant, qui était fort chétif, est mort à cinq mois et demi, à la suite de crises qui ont commencé à minuit et se sont terminées à trois heures du matin (première et dernière crises ; médecin traitant, Dr Dumollard).

Le troisième enfant, nourri par la mère, est mort à deux mois et demi, à la suite d'une crise convulsive qui a duré de sept à neuf heures ; la première crise avait eu lieu l'avant-veille et avait duré une demi-heure (médecin traitant, Dr Pilot de Thorey).

Le quatrième enfant, élevé au biberon, est mort à un mois à la suite d'une crise qui a duré de trois heures à six heures du soir (pas de médecin traitant).

Le cinquième enfant est âgé de trois ans, a toutes les apparences d'une bonne santé, mais il est violent et très capricieux.

Le sixième, une fille, est morte il y a un an, à l'âge d'un mois, à la suite de deux crises qui ont eu lieu l'une à minuit et l'autre à sept heures du soir. En dehors des attaques, presque toujours précédées d'une aura stomacale, Can... M. avait fréquemment des vertiges et des absences.

Au commencement de 1890, la tristesse, dont elle était atteinte depuis longtemps, devint de la lipémanie avec tendance au suicide.

Tout travail suivi était impossible, le caractère était très irritable, elle parlait à chaque instant d'en finir avec l'existence et elle mit enfin son projet à exécution dans la journée du 12 novembre dernier, en se tirant un coup de revolver (calibre 7 millimètres) dans la tempe droite.

Le lendemain, je fus appelé en consultation par M. le docteur Guédel.

La blessée est dans un coma profond, dont on ne la tire qu'avec grand'peine et pour obtenir cette réponse unique à toutes les questions posées : « Ne me touchez pas » ; elle semble atteinte d'aphasie.

Le bras gauche pend inerte le long du corps, et la face est légèrement déviée à droite ; nous n'avons rien remarqué au membre inférieur gauche. Les deux pupilles sont égales et les conjonctives sont sensibles.

On a observé, depuis l'accident, de nombreuses attaques convulsives généralisées ; M. le docteur Guédel a assisté à l'une d'elles. Le mari nous engage à ne pas y prêter trop d'attention, car ces convulsions sont semblables, dit-il, à celles dont sa femme est coutumière.

Le trou d'entrée est tout petit ; son centre est situé au sommet d'une perpendiculaire de 38 millimètres de hauteur abaissée sur une ligne horizontale partant de l'apophyse orbitaire externe (lignes de Lucas-Championnière), et à 45 millimètres de cette apophyse.

Le projectile a déchiré la dure-mère et l'arachnoïde, car le liquide encéphalo-rachidien s'écoule rythmiquement et à chaque pulsation artérielle ; cet écoulement augmente beaucoup quand la malade fait un mouvement.

La paralysie du bras gauche, la légère déviation de la face à droite, nous font supposer que la circonvolution frontale ascendante est touchée vers sa partie moyenne et à son pied.

Une trépanation est décidée, et, sans nous attarder à l'exploration du foyer, la malade est transportée dans notre service d'hôpital, où l'opération est pratiquée en présence de nos élèves et de quelques confrères.

Toutes les précautions antiseptiques ayant été prises, le péricrâne étant écarté et l'hémostase faite à l'aide de ligatures au catgut et de tampons de coton salicylé, nous appliquons une couronne ordinaire de trépan (20 millim.) à 2 centimètres au-dessus et 2 centimètres en arrière du trou d'entrée (point correspondant au sillon de Rolando, d'après les mensurations de Lucas-Championnière), puis avec la gouge et le maillet nous faisons sauter le pont qui sépare les deux orifices.

Un large lavage avec de l'eau tiède au sublimé (0 gr. 50 pour 100 grammes) est alors pratiqué, une légère compression arrête l'écoulement sanguin et nous allons à la recherche du projectile qui est bientôt enlevé, et après lui plusieurs esquilles, dont les deux plus grosses appartiennent à la lame interne et vous sont présentées en même temps que la balle.

Nous procédons alors à une toilette minutieuse ; puis, sans saturer la dure-mère, sans placer de drains, nous saupoudrons la plaie d'iodoforme, et enfin nous appliquons directement et hermétiquement sur les ouvertures faites les téguments du crâne profondément suturés avec des crins de Florence.

Un bandage compressif et antiseptique fut ensuite appliqué.

Les suites de l'opération furent très bénignes, la température ne dépassa pas 37° et le pouls 17 à 18 au quart.

Nous changeâmes le premier pansement au troisième jour et les fils furent enlevés le septième jour. Une cicatrisation par première intention avait été obtenue.

Nous ne nous arrêterons point sur les particularités intéressantes de cette opération, et nous ne signalerons qu'en passant l'absence de drains et la tentative de réunion par première intention, qui a, d'ailleurs, parfaitement réussi, pour arriver au point principal de cette communication : la guérison de l'épilepsie.

Le coma cessa le jour même de l'opération, et, dès le lendemain, et surtout surtout les jours suivants, les parents remarquèrent que le caractère de la malade avait changé du tout au tout.

La tristesse avait fait place à une gaieté relative ; il n'était plus question de suicide, la vie se présentait sous un nouveau jour et la sollicitude de la mère à l'égard d'un enfant qu'elle aurait pu laisser orphelin se réveilla très vive.

Jusqu'à ce jour, c'est-à-dire depuis cinq mois, les grandes crises, oui étaient surtout diurnes et qui avaient lieu au moins une fois par semaine, n'ont pas reparu.

Les vertiges, devenus infiniment plus rares, se manifestent cependant encore quelquefois « par des bourdonnements dans la tête, surtout quand je suis contrariée », dit la malade.

On a observé une seule absence, remarquée par la sœur de la malade, pendant une conversation qu'elle tenait avec elle.

Une seule fois aussi, à la suite d'une vive discussion, elle a fait 50 à 60 mètres dans la rue, obligée de rentrer ensuite à la maison, ne sachant pas où elle devait aller.

Cette manie propulsive se présentait souvent avant l'accident.

Can... M. éprouve encore de temps en temps des mouvements convulsifs des yeux (épileptoïdes) « qui ne se voient pas, dit-elle, amis dont j'ai conscience. »

L'aura stomacale a complètement disparu. Les deux mains sont

aussi habiles au travail l'une que l'autre ; il reste un peu de lar-
moiement de l'œil gauche.

La pression sur la cicatrice, qui est légèrement refoulée par le
liquide encéphalo-rachidien, est douloureuse et détermine un peu
d'étourdissement.

La sensibilité émotive est assez grande et Can... M. pleure avec
trop de facilité. Signalons enfin les modifications qui se sont produites
dans les fonctions utéro-ovariennes.

Les règles apparaissaient autrefois tous les vingt jours et duraient
huit jours ; il n'y eut même pas de période intercalaire pendant les
quatre mois qui ont précédé l'opération ; aujourd'hui les menstrues
reviennent tous les mois et durent quatre jours.

OBSERVATION X

Épilepsie essentielle. — Trépanation. — Ablation d'une parcelle de substance
cérébrale. — Amélioration.

(Par W. KEEN, de Philadelphie)

Le sujet de l'observation est un jeune homme de vingt ans qui eut
sa première attaque d'épilepsie à l'âge de treize ans ; depuis ce moment
jusqu'au jour de l'opération, le nombre de ses attaques a graduellement augmenté, devenant aussi de plus en plus prolongées et intenses.

Le point de départ de l'aura étant toujours une sensation de contraction de la main gauche, M. Keen pensa que l'origine du mal était
probablement localisée dans la région du centre moteur cérébral de
l'extrémité supérieure, centre qui, comme on le sait, est placé dans
les circonvolutions qui entourent la scissure de Rolando. Il se proposa
donc de trépaner en cet endroit, de rechercher le centre moteur de
la main gauche et d'exciter cette partie. L'opération a été faite le
30 avril 1888.

Le chirurgien appliqua le trépan dans la région du centre moteur
du membre supérieur gauche, centre situé dans les circonvolutions
avoisinant la scissure de Rolando dans l'hémisphère droit. Il enleva
d'abord un disque osseux de quatre centimètres et demi de diamètre ;
cette ouverture, n'étant pas reconnue suffisante, fut agrandie et portée
à sept centimètres et demi de long sur six centimètres et demi de
large. On constata que les méninges étaient œdématiées, et, lorsque

celles-ci furent incisées, on se trouva en présence de trois circonvolutions parallèles, ce qui offrit une certaine difficulté pour déterminer quelles étaient les circonvolutions que l'on avait sous les
yeux.

Pour déterminer le centre recherché, M. Keen employa une batte-
rie faradique, et constata que l'application du courant sur la circonvolution pariétale ascendante, à la partie postérieure et inférieure
de la scissure de Rolando, produisait une contraction de la main
gauche. Cette partie fut alors excisée, le tissu cérébral enlevé
paraissait normal à l'examen macroscopique.

Le champ opératoire lavé antiseptiquement, on procéda à l'occlusion de la plaie ; la dure-mère fut fixée et le disque osseux, ainsi que
les nombreux fragments qu'on avait été obligé d'enlever pour agrandir l'ouverture crânienne, furent replacés dans leur position normale.
La plaie fut drainée. Le cinquième jour, on enleva les points de
suture, et le huitième, le malade se levait et se promenait dans l'hôpital ; la température n'a jamais dépassé 38°.

Aujourd'hui, le crâne est absolument intègre ; le disque ainsi que
les fragments osseux sont réunis.

Le nombre des attaques a augmenté quelques jours après l'intervention chirurgicale, pour diminuer ensuite d'une façon graduelle
comme nombre, durée et intensité.

OBSERVATION XI

Vertiges. — Douleurs et bruits continuels dans la tête. — Trépanation. —
Disparition des douleurs.— Les bruits persistent.

Mémoire de M. Lucas-Championnière.

La nommée D... (Madeleine), âgée de dix-huit ans, demoiselle de
magasin, entre, le 6 février 1888, à l'hôpital Saint-Louis, salle de
'Isolement, lit n° 5.

Elle est envoyée par le docteur Balbinski, pour des douleurs crâniennes avec bruit.

Ces douleurs ont débuté il y a trois ans, et, depuis un an, elles sont
ntolérables. Elles s'accompagnent d'un bruit de sonnette perçu par
la malade. On a pratiqué l'extirpation des amygdales, puis de polypes

6

du nez, mais sans ôbtenir aucun résultat. La malade affirme, en outre, avoir eu par l'oreille gauche un écoulement qui aurait duré deux
jours et ne se serait pas renouvelé.

Elle a fréquemment des vertiges. Les douleurs qu'elle éprouve sont
spontanées, mais on les réveille en exerçant une pression au niveau
de la bosse pariétale gauche, au-dessous de laquelle je place le centre
de ma première couronne.

Opération le 29 mars 1888.

Incision en T, dont la branche horizontale est convexe en bas. Application de la grande couronne sur la bosse pariétale, puis une
deuxième fois au-dessous, dans la direction de l'apophyse mastoïde ;
le pont intermédiaire est enlevé. Ouverture de la dure-mère en deux
points et de l'arachnoïde.

Le cerveau a une tendance à faire hernie. Peu de sang, mais écoulement abondant de liquide céphalo-rachidien. Suture de la plaie dans
laquelle on établit un drain qui ne va pas jusqu'au cerveau.

Pansement iodoformé, sachets, ouate de tourbe. Chloroforme Yvon,
50 grammes.

Pendant quarante-huit heures, la malade a des vomissements intenses avec douleurs de tête très vives. L'oreiller est inondé de liquide. Le pansement est renouvelé le 31 mars et le drain supprimé.
Le lendemain, le pansement est encore traversé ; on ne le change
que le 3 avril. Le 6, nouveau pansement, la plaie est en bon état.
Jusque-là, la température s'était maintenue légèrement élevée (entre
38° et 38°5), mais elle redevient normale.

La plaie est complètement guérie le 11 avril.

La malade reste deux mois dans le service ; elle sort le 8 juin 1888.

Elle est très notablement améliorée en ce qui concerne les douleurs, mais les sifflements persistent toujours. Toutefois, la marche
est assurée. Localement, les cheveux, qui repoussent, masquent si
bien l'orifice qu'on doit le chercher pour le sentir.

OBSERVATION XII

Épilepsie essentielle

Dans la sixième réunion de la Société italienne de chirurgie, à Bo-
logne, M. Bendandi rapporte l'observation d'un homme qui souffrait

d'épilepsie et chez qui tout faisait croire à une tumeur des centres psycho-moteurs. Cependant, la trépanation faite, on ne découvrit aucune tumeur, mais seulement un léger ramollissement de la substance cérébrale. Celle-ci fut incisée dans l'espoir que l'on rencontrerait une tumeur plus profondément, mais on ne découvrit rien. Le malade, qui souffrait d'épilepsie depuis plusieurs années, guérit néanmoins de sa névrose d'une manière parfaite.

De cette observation, M. Bendandi conclut que la trépanation exploratrice est permise dans l'épilepsie essentielle et qu'elle lui sert même de traitement.

CHAPITRE IV

ÉPILEPSIE JACKSONNIENNE

I

Si la trépanation a donné de beaux résultats, c'est surtout dans le traitement de l'épilepsie jacksonnienne. Mais ce n'est que de nos jours qu'elle a pu être utilement et efficacement employée.

En effet, jusqu'en 1861, en dépit des affirmations contraire de Haller et de Zinn, la non-excitabilité des lobes cérébraux, théorie énergiquement soutenue par Lorry, Flourens..., était un dogme absolu.

Broca, à la suite d'autopsies nombreuses et soigneusement pratiquées, avança que la fonction du langage articulé était sous la dépendance d'un centre qu'il désignait et qui était la troisième circonvolution frontale gauche. De ce jour, l'élan était donné : les recherches se multiplièrent et la doctrine des localisations remplaçait sa devancière et prenait la première place.

Fritsch, Hitzig, Ferrier, Jackson lui apportèrent de nouvelles connaissances, lui firent faire un nouveau pas. Le profes-seur Charcot, Lépine dans sa thèse d'agrégation, la défendirent avec force, trouvèrent de nouveaux centres, et la firent accepter par tous les cliniciens.

Mais la connaissance des localisations cérébrales n'eût pas suffi pour permettre une intervention sérieuse. On savait bien, d'après les phénomènes présentés par le malade, quelles étaient les circonvolutions atteintes ; mais on ne savait en quel point juste il fallait aller les chercher. Il était nécessaire que l'on trouvât le lieu exact, mathématique, où un instrument traversant la paroi osseuse pourrait aller chercher les circonvolutions voulues. Les chirurgiens et les anatomistes se mirent à l'œuvre et aujourd'hui l'on obtient une précision telle qu'un écart de quelques millimètres est chose rare.

La plus grande part de gloire en revient à M. Lucas-Championnière qui, dans son mémoire sur les localisations cérébrales, paru en 1878, posait les premiers jalons. Tout récemment, M. Poirier, dans son ouvrage sur la topographie cranio-cérébrale et sur la trépanation, a résumé d'une façon remarquable toutes nos connaissances sur ce sujet et a apporté de nouveaux guides sûrs et faciles.

Comme toutes les doctrines vraies, la doctrine des localisations, aidée de la topographie cranio-cérébrale, a déjà rendu de grands services. Passant de la spéculation dans le domaine de la pratique, elle permet au chirurgien d'aborder la cure radicale de certaines affections cérébrales devant lesquelles la thérapeutique médicale était, jusqu'ici, restée inefficace.

La pratique de ces opérations est de date encore récente. C'est Horsley qui, le premier, a trépané des épilepsies jacksonniennes sans traumatisme antérieur et a formulé les principes opératoires. Son exemple a été suivi par de nombreux opérateurs anglais et américains, et, tout dernièrement encore, on donnait au Congrès français de chirurgie de nouveaux cas.

II

C'est surtout contre les tumeurs que l'on a employé la trépanation. Placées sur l'écorce cérébrale, elles détermineraient
des accidents épileptiques se manifestant avec des auras différentes suivant les points où elles la comprimaient. Nous
trouvons aussi deux cas de gommes syphilitiques et deux cas
de kyste cérébral. Enfin, dans trois autres observations, l'ouverture du crâne n'a rien montré d'anormal, si ce n'est une
faible congestion et un peu d'irritation de la substance cérébrale.

Nous avons relaté dans ce chapitre quatorze observations.
Si le temps et l'espace nous l'eussent permis, nous en aurions
ajouté encore, car les cas de trépanation pour cette affection
sont très nombreux. Nous avons cru que ce nombre serait suf-
fisant pour nous permettre de tirer des conclusions justes et
sérieuses.

Ce qui nous frappe lorsque nous examinons nos observations,
c'est que l'âge n'a aucune influence sur les résultats obtenus,
tant immédiats qu'éloignés. Nous voyons, en effet, qu'à tout
âge ils peuvent être indifféremment positifs ou négatifs sans
qu'on puisse incriminer, soit la jeunesse, soit l'âge avancé du
sujet. Il est vrai que nous faisons toujours une réserve sur les
trop jeunes enfants, mais alors seulement parce que le choc
opératoire les éprouve trop.

Quant à la durée de la maladie, elle a une influence incontestable sur les résultats. Nous constatons, en effet, que moins
il y a de temps que les premiers symptômes se sont déclarés
et plus les suites de l'opération sont favorables, plus le sujet
profite de l'intervention.

Une chose remarquable est la facilité avec laquelle on peut,
d'après les symptômes qui se manifestent dès le début de

l'accès, savoir quel est le centre atteint et porter sur ce point
la couronne de trépan. Jamais nous n'avons vu que l'opérateur
eût placé son instrument à une distance de plus d'un centimètre du lieu qui était le siège de la tumeur, de la gomme,
en un mot du néoplasme qui comprimait l'écorce cérébrale.
Aussi faut-il toujours noter avec soin les phénomènes qui
précèdent l'accès, car ils sont une source de renseignements
utiles et féconds.

Enfin, nous voyons plusieurs fois les chirurgiens, même
malgré les dénégations les plus formelles du malade, administrer avant d'opérer et pendant plusieurs jours un traitement
spécifique destiné à voir si le sujet est syphilitique, car dans
ce cas l'intervention serait au moins inutile.

Ceci nous oblige à faire une courte digression. Doit-on, nous
demandons-nous, opérer un syphilitique auquel sa syphilis
procure des accidents épileptiformes, avant d'avoir essayé sur
lui une modification appropriée ?

Disons tout d'abord qu'il est bien difficile de savoir si l'attaque provient de la vérole ou d'une épilepsie vraie. Jullien,
dans son traité des maladies vénériennes, donne comme caractères du premier cas l'irrégularité de la crise, la limitation
du spasme à un seul côté, la coexistence d'autres troubles
cérébraux, et en particulier de la céphalée..., mais combien ce
diagnostic est-il délicat! Nous pensons donc que lorsque l'on
se trouve en présence d'un épileptique qui pourrait seulement
être soupçonné de syphilis, il faut administrer de l'iodure et du
mercure à haute dose ; mais ne nous attardons point, car,
comme vient de le dire Horsley au Congrès de Berlin de 1890,
« il serait sage de se fixer, dans le traitement spécifique, une
limite de six semaines ; si au bout de ce temps il n'y a pas une
amélioration très nette, n'hésitons pas à faire une trépanation
exploratrice ; les tumeurs ne deviennent inopérables que parce
que l'on perd son temps à cette manœuvre. »

Ainsi donc, traitement spécifique continué pendant cinq à six semaines ; puis, si les phénomènes morbides continuent, intervention. Il est vrai que dans ces cas de syphilis les récidives sont à craindre, témoin la malheureuse qui fait le sujet de notre observation V, et que l'on trépana quatre fois ; mais en tout cas, il y a souvent amélioration, et amélioration notable.

III

Les résultats sont en général excellents. Nous voyons dans cinq cas la guérison complète survenir, et on la note à des dates relativement assez lointaines, pour que l'on puisse affirmer qu'elle se maintiendra.

Dans sept cas on constate une amélioration notable et qui paraît devoir se maintenir.

Dans un cas la malade, qui avait une tumeur tuberculeuse, meurt. Mais la mort est due à la généralisation de l'infection.

Enfin, dans l'observation V, la malade est soulagée plusieurs fois et même elle sort de l'hôpital bien améliorée, lorsqu'une maladie intercurrente, l'influenza, l'emporte. On ne peut dire, il est vrai, si elle aurait été complètement guérie.

Nous tirerons donc avec M. Pechadre cette conclusion, c'est que dans la majorité des cas d'épilepsie dite jacksonnienne, non traumatique, pratiquée à la partie du cerveau vraisemblablement lésée, on doit opérer, et que l'intervention peut être suivie de guérison, ou tout au moins d'amélioration.

OBSERVATION PREMIÈRE

Épilepsie jacksonnienne produite par un gliome siégeant dans la substance corticale à l'extrémité inférieure du sillon prérolandique. — Ablation de la tumeur. — Guérison.

Par Paul REYNIER, *Congrès français de chirurgie*, 5ᵉ session, 1891, p. 110

Il s'agit d'un enfant de dix ans et demi.

Dans les antécédents héréditaires, on trouvait une mère légèrement hystérique et un oncle maternel ayant, pendant son enfance, eu de la chorée. Du côté paternel, rien de suspect au point de vue nerveux.

Comme antécédents personnels, nous avons relevé : une crise de convulsions à vingt mois, sous l'influence de la dentition. A l'âge de trois ans, il eut un bégaiement temporaire pendant six mois. A cette époque, la mère nous signale quelques secousses de tic convulsif du côté gauche de la face, qui persistèrent avec des alternatives de haut et de bas.

A l'âge de cinq ans, il eut des sortes de crises, caractérisées par des picotements dans les muqueuses de la face, suivis de sécrétion abondante des muqueuses conjonctive, pituitaire et buccale. Ces crises ont duré six semaines environ et se sont accompagnées quelquefois d'urticaire. Il n'y avait pas prédominance d'un côté.

Début. — Rien d'autre jusqu'en 1888. A cette époque, il avait huit ans, il fit plusieurs chutes, dont une sur la tête, sans qu'on sache que la tête ait porté. Cependant, en cherchant, on trouve du côté droit, sur la partie postérieure de la région pariétale, une cicatrice.

Dans l'intervalle qui sépare les chutes du début de la crise, il éprouva des douleurs de tête fugaces, mais vives, et sans localisations, durant quelques instants, sorte de lancements revenant sans périodicité.

La première crise a lieu au mois d'avril 1889. Elle est caractérisée par quelques contractions, qui tirent la bouche à droite, sans perte de connaissance.

Depuis, les mêmes crises ont persisté pendant cinq mois avec les mêmes caractères (tiraillement de la bouche à droite), revenant jusqu'à cinq et six fois par jour et ne diparaissant jamais plus de quatre à cinq jours. En somme, ces crises revenaient presque tous les jours, une à cinq par jour.

En août 1889, les crises devinrent plus fortes et se caractérisèrent ainsi. D'abord brusquement (quelquefois à l'occasion des mouvements de la mastication), sensation de picotements autour de la bouche, accompagnée de pâleur de la région, puis picotement dans la bouche, la langue.

A ces phénomènes primordiaux de nature sensible s'en ajoutent aussitôt d'autres d'ordre moteur : la bouche et la langue sont déviées à droite : la langue est mordue du même côté ; la tête se tourne à droite, les yeux deviennent fixes, la pâleur envahit le reste du visage.

A ce moment, il perd connaissance, mais assez rarement. Les mouvements gagnent le côté droit du corps, le bras s'élève devant la figure, avec flexion et adduction, la paume tournée en dehors, la jambe est prise ensuite. Puis, les secousses convulsives se généralisent, tout en restant plus intenses à droite qu'à gauche. A la fin de la crise, le côté droit reste engourdi et insensible. L'enfant dit à sa mère qu'il ne sent plus son bras. Le membre n'est pas contracturé ; on le relève facilement, mais il retombe inerte; la main est fermée ; on peut toutefois facilement allonger les doigts, qui se referment immédiatement dans la paume, dès qu'on ne les maintient plus.

Du côté de la jambe, les phénomènes de paralysie sont moins accusés, mais ils existent comme au membre supérieur, tout en persistant moins longtemps.

Les petites crises sans perte de connaissance se renouvellent tous les jours ; les grandes suivies de pertes de connaissance, d'une paralysie du bras, ne reviennent qu'une ou deux fois par semaine. Certaines semaines, l'enfant en a eu jusqu'à trois et cinq dans la même journée.

En dehors des accès, aucun trouble ne persistait. La mémoire était conservée, l'intelligence était vive. La force dynamique des deux côtés était la même. Il n'y avait aucun trouble de sensibilité, soit à la douleur, soit à la température, soit au tact. Les sens spéciaux (vue, ouïe, goût, olfaction) ne présentaient rien de particulier. L'examen ophtalmoscopique, fait par M. le docteur Parnaud, fut négatif.

C'est dans ces conditions que la mère vînt me montrer son enfant et me demanda conseil, au mois d'août 1889.

Faisant d'après les symptômes le diagnostic d'épilepsie jacksonnienne, je pensai soit à une tumeur, soit à une compression, et parlai, dès la première visite, de la possibilité d'une opération. Toutefois je conseillai le traitement mixte au bromure et à l'iodure de potassium, me demandant si, par hasard, bien que je ne puisse rien relever dans les antécédents confirmant cette idée, je n'avais pas affaire à quelque lésion tardive de syphilis héréditaire.

Le 26 novembre 1889, l'enfant revenait me voir. Les crises n'avaient pas diminué sous l'influence du traitement.

C'est alors que je priai M. le docteur Blocq de vouloir bien examiner le malade.

Son diagnostic, confirmé par M. le professeur Charcot, auquel il voulut bien montrer l'enfant, fut :

Épilepsie partielle sensitivo-motrice symptomatique d'une lésion probablement néoplasique, siégeant à la région inférieure et moyenne des circonvolutions marginales de la scissure de Rolando.

Avec M. le professeur Charcot, il était d'avis comme moi que c'était un cas favorable pour intervenir.

Toutefois il conseillait de continuer encore quelque temps le traitement bromuré.

Ce traitement fut suivi régulièrement jusqu'au mois d'août 1890, mais sans amélioration.

Voyant les crises devenir de plus en plus fréquentes jusqu'au mois de janvier, la mère m'écrivait que c'était une rareté de voir l'enfant rester plus de trois jours sans crises ; pressé d'ailleurs par les parents, qui se rattachaient à cet espoir, je me décidai à intervenir. Je fis entrer le petit malade dans mon service avec sa mère, le 13 août 1890.

Le 14, l'enfant avait quatre crises dans la journée avec perte de connaissance.

Le lendemain, il était très abattu, avait de la fièvre ; température, 38°.

Le 16, deux nouvelles grandes crises.

Le 18, la journée s'était passée sans crise.

C'est dans ces conditions que, le 19, j'opérai l'enfant, avec l'aide · du docteur Castex et en présence de M. le docteur Landouzy.

L'enfant fut endormi assez facilement.

La tête complètement rasée, nous fîmes la recherche des points de repère, et, nous servant de ceux que M. Poirier a indiqués dans son traité de topographie cranio-cérébrale, nous traçons la ligne rolandique avec le crayon dermographique de la façon suivante :

Recherchant l'inion (protubérance occipitale externe) et le sillon naso-frontal, nous prenons la moitié de cette distance sur la ligne sagittale à partir du sillon naso-frontal et nous y ajoutons deux centimètres. Cela nous donne l'extrémité supérieure du tracé de la ligne rolandique. Pour avoir l'extrémité inférieure sur la ligne préauriculaire perpendiculaire à l'apophyse zygomatique, nous prenons à partir du trou auditif la moitié moins un travers de doigt de la distance auri-sagittale.

Sur cette ligne et au milieu, nous faisons une incision cruciale, mettant l'os pariétal à nu, et nous appliquons notre première couronne de trépan.

Avec la pince-trépan de Farabeuf et la pince-gouge de M. Lannelongue, nous agrandissons notre ouverture par en haut et par en bas.

Par en haut nous ne notons rien, tandis que par en bas nous sommes surpris de voir l'os plus cassant, plus mince, plus vasculaire, ce qui nous décide à pousser nos investigations de ce côté.

Après incision de la dure-mère, nous remarquons en effet dans la partie inférieure de notre brèche une tumeur transparente à parois grisâtres, immédiatement appliquée sur la surface de la circonvolution.

Avec une spatule, on arrive à passer entre la circonvolution et la tumeur, qui a l'aspect d'un kyste, à paroi demi-transparente, contenant du liquide.

Pour découvrir plus complètement ce kyste, nous agrandissons la brèche osseuse au-dessous de la ligne courbe temporale supérieure, en nous dirigeant en avant et en sectionnant au fur et à mesure la dure-mère.

Nous constatons que la tumeur, qui dans le portion que nous avions mise primitivement à découvert, était isolable de la surface cérébrale, cessait de l'être plus loin et s'enfonçait dans la substance grise.

Malgré l'étendue de notre trépanation, qui donnait une ouverture osseuse plus large qu'une pièce de cent sous, nous n'atteignions pas la limite extrême de la tumeur, qui, vue sous la paroi osseuse, paraissait s'étendre loin du côté des circonvolutions frontales. C'est alors que, voyant que l'opération durait depuis longtemps, ayant l'impression que nous étions en présence d'une lésion trop étendue, nous

résolûmes de nous contenter d'une opération incomplète ; nous exci-
sâmes la paroi supérieure du kyste, qui laissa écouler un liquide
citrin, et nous enlevâmes tout ce qui était à la surface de la circonvolution. Nous espérions ainsi remédier aux phénomènes de compression, et peut-être obtenir la guérison des crises épileptiformes. Nous
nous proposions d'ailleurs de revenir, si cette première intervention
était suffisante.

Au catgut, nous rapprochons les bords de la dure-mère incisée, et
nous suturons les parties molles du cuir chevelu avec les crins de Florence, en mettant un petit drain dans l'angle inférieur de la plaie.

L'enfant, dans la journée qui suivit l'opération, n'eut pas de vomissements chloroformiques. Il eut quelques contractions de la face du
côté droit, et des mouvements continuels dans le bras droit.

Le lendemain, vers midi, il eut une crise épileptique comparable à
celles qu'il avait avant l'opération, crise qui se renouvela le soir.

Quarante-huit heures après l'opération, nous lui retirons le drain,
l'enfant a passé une bonne nuit. Très indocile, il a voulu se lever, et
nous le trouvons marchant dans sa chambre. Il veut partir, et sa mère
très faible, me demande de s'en aller et de le reconduire chez lui.

Malgré mon refus, elle s'y décide, et c'est le docteur Temoin, de
Blois, qui, le huitième jour, enleva les points de suture. La plaie était
complètement fermée.

Malheureusement, les crises qui, depuis le lendemain de l'opération avaient cessé, reparaissaient le 4 septembre, c'est-à-dire seize jours
après l'opération.

Ce jour-là, il eut trois crises avec perte de connaissance, et le
8 septembre deux autres crises revenaient ; à partir de ce jour, les
attaques se succédèrent comme avant l'opération.

Le 9 décembre 1890, la pauvre mère m'écrivait que les mêmes attaques
se reproduisaient toujours aussi régulièrement (le 8, il venait d'avoir
quatre crises dans la même journée), et me demandait d'intervenir à
nouveau. J'y consentis, non sans avertir les parents du danger de
l'opération que je me proposais, cette fois, de mener jusqu'au bout.

Le 15 décembre 1890, on me ramenait l'enfant qui entrait de nouveau avec sa mère à l'hôpital, et que j'opérais le 16, le lendemain de
son arrivée, voulant éviter à la mère et à l'enfant l'angoisse de l'at-
tente.

Après avoir endormi le malade et rasé la tête, j'incisai le cuir chevelu dans la partie inférieure de la cicatrice, prolongeant mon incision primitive du côté de la suture pariéto-temporale, au côté du ptérion, et mettant à nu la suture écailleuse, qu'en avant j'entamai dans l'angle qu'elle forme avec la suture ptéro-pariétale.

Grâce à cette ouverture, après incision de la dure-mère, je retrouvai le kyste, qui s'était reformé en partie, malgré l'ablation de paroi que j'avais faite. Mais il n'y avait plus que la portion intracorticale. Il n'y avait pas d'adhérence de la dure-mère au niveau de ma première incision. Avec le gouge et le maillet, j'enlevai les lamelles osseuses qui recouvraient la tumeur et je parvins ainsi à la mettre entièrement à découvert : elle avait le volume d'une grosse noix, et s'étendait en somme moins en avant que je ne l'avais cru à ma première opération.

Avec la pointe de la spatule j'essayai tout d'abord de la séparer de la substance cérébrale, dans laquelle elle s'était creusé une loge ; j'y parvins en partie. Toutefois, pendant ces manœuvres, le kyste s'ouvrit, et laissa échapper son contenu. Cela rendait l'énucléation plus difficile. J'ouvris alors largement la cavité, et, réséquant les parois du kyste, avec une curette je détachai la paroi attenante à la substance cérébrale : je ramenai aussi avec la curette de la substance grise. Pendant que ma curette grattait, mon interne observa au moment de cette excitation traumatique, dans le bras droit, des mouvements correspondant à chaque coup de curette.

Avec une éponge trempée dans une solution à la cocaïne, nous touchons légèrement la substance cérébrale ; après avoir attendu quelque temps pour laisser s'arrêter le peu de sang qui s'était écoulé pendant ces manœuvres, et après avoir mis un catgut sur un petit rameau de la surface, je fermai la plaie, premièrement en rapprochant les bords de la dure-mère avec une suture au fil de soie n° 60, puis la plaie superficielle avec les crins de Florence. Le tout fut recouvert de gaze iodoformé. Un petit drain sortait par un des angles de la plaie.

Pendant l'opération, l'anesthésie avait été difficile ; à deux reprises différentes il y avait ou arrêt de la respiration, et à un moment nous fûmes obligés d'arrêter l'opération et de mettre l'enfant la tête en bas et de le flageller.

Dans la journée qui suivit, il n'eut que des mouvements dans la face et le bras droit.

Le lendemain, d'une à neuf heures du soir, l'enfant eut six crises épileptiques, avec perte de connaissance, le bras droit restant paralysé pendant un quart-d'heure à une demi-heure après chaque crise.

Au bout de quarante-huit heures, nous lui enlevons le drain.

Jusqu'au 22, c'est-à-dire le sixième jour après l'opération, l'enfant fut très bien, n'ayant pas de crises, se levant dans sa chambre, sans fièvre et ne voulant pas rester au lit.

Le 22 au matin, l'enfant est pris, sans perdre connaissance, de convulsions cloniques et toniques des muscles de la face du côté droit, convulsions qui durèrent dix minutes et telles que sa mère, qui me rapporte le fait, me dit ne lui en avoir jamais vu d'aussi fortes. A la suite, le malade reste aphasique, et à notre visite nous le trouvons comprenant très bien, mais ne pouvant parler, ne disant que la syllabe *a* ; il peut écrire ce qu'il veut exprimer et comprend ce qu'il lit. Il reste ainsi pendant deux heures ; il recommençait à parler, quand, amenée par une forte colère, une seconde crise se produisit vers une heure, crise suivie d'un nouvel accès d'aphasie.

L'enfant s'endormit sur ses entrefaites, et en se réveillant vers le soir se remit à parler.

Ce fut la dernière crise.

Le 23 décembre, nous enlevons les points de suture ; la plaie était complètement réunie.

Le 24, l'enfant nous quittait.

Depuis, j'ai eu de ses nouvelles. Les crises ne se sont plus reproduites, et voici ce que m'écrivait sa mère le 18 février 1891 :

« Il y a deux mois que l'enfant a été opéré, et il n'est rien survenu de fâcheux dans son état. Aucune crise, plus de grimaces, la pâleur qu'il avait autour de la bouche est moins accentuée pour ne pas dire qu'elle n'existe plus. »

Depuis, la mère ne m'a pas écrit ; il n'est donc rien survenu ; or, à l'heure actuelle, cela fait trois mois et demi que le malade est opéré· Nous pouvons donc espérer que l'enfant est guéri.

OBSERVATION II

Mouvements spasmodiques continuels dans l'avant-bras droit et la face du côté droit ; aphasie, irradiation des spasmes au bras et au membre inférieur droit ; épilepsie jacksonnienne. — Trépanation. — Foyer de ramollissement. — Amélioration.

Dr JEANNEL, professeur à la Faculté de médecine de Toulouse (*Congrès de chirurgie*, 5ᵉ session, p. 103)

B... (Henri), trente-deux ans, boulanger, est entré pour la première fois à l'hôpital de Toulouse le 11 juillet 1890, dans le service de mon collègue et ami M. le professeur Saint-Auge, se plaignant de convulsions plus spécialement localisées au membre supérieur droit et généralisées parfois au corps entier.

Aucun antécédent héréditaire. Quant à lui, il a eu, à l'âge de dix-sept ans, un rhumatisme qui a duré huit mois : il a reçu dans une rixe, vers l'âge de quinze ans, un coup de couteau sur le côté gauche du crâne au-dessus de l'oreille : aucun accident immédiat n'aurait suivi cette blessure, qui semble avoir été légère. Enfin, il assure avoir eu la syphilis à l'âge de vingt ans : cependant sa femme est indemne ; elle n'a jamais fait de fausse couche et jamais constaté sur son mari aucune lésion qui puisse faire croire à une éruption syphilitique. C'est d'ailleurs à la femme du malade, incapable de parler lui-même d'une façon intelligible à cause des spasmes qui l'agitent, que nous devons les détails suivants :

Il y a neuf mois, sans cause appréciable, sans traumatisme ni ivresse, après avoir éprouvé depuis quatre ou cinq jours une céphalalgie intense, il fut pris au milieu d'une promenade d'une attaque épileptiforme qui dura un quart d'heure. Il se releva avec une parésie de l'avant-bras droit. Le membre inférieur du même côté était intact, la parole facile ; il put le lendemain continuer à travailler.

Deux mois après, nouvelle attaque semblable à la première, à la suite de laquelle l'avant-bras reste agité de secousses ou convulsions cloniques rythmées.

Les attaques se rapprochent et se multiplient : les spasmes de l'avant-bras augmentent ; ils secouent bientôt, par ordre d'apparition, la moitié droite de la partie inférieure de la face, le bras droit et le membre inférieur droit, surtout lorsque les secousses sont très violentes. A dater de la quatrième attaque, la parole devient difficile, le malade est aphasique.

Entré à l'hôpital, il est soumis à un traitement antisyphilitique (iodure de potassium, 4 grammes par jour ; frictions à l'onguent mercuriel) qui reste sans effet aucun. Il sort au bout de douze jours, le 23 juillet, ayant eu cinq attaques des plus violentes. Il est du reste très batailleur et lutte sans cesse avec les infirmiers.

Chez lui, les attaques se répètent et les mouvements convulsifs secouent de plus en plus l'avant-bras et le côté droit tout entier.

Il entre dans mon service le 23 septembre 1890, salle Saint-Lazare, n° 29.

B... est un grand et fort garçon très musclé et ayant conservé son embonpoint et sa vigueur. Il a l'air un peu déprimé intellectuellement ; il comprend cependant bien ce que l'on dit et s'occupe, lorsqu'il est seul, à lire soit le journal, soit un livre.

Il porte sur le crâne, masquée par des cheveux noirs et épais, une petite cicatrice cutanée non adhérente à la boîte crânienne et située un peu au-dessus du niveau du pavillon de l'oreille gauche, environ un centimètre en arrière d'une ligne verticale passant par le conduit auditif : c'est la trace du coup de couteau reçu dans l'enfance. Il n'existe là aucun enfoncement ; rien qui permette de penser qu'il y ait eu fracture ou perforation du crâne.

Les viscères abdominaux et thoraciques sont sains, les fonctions digestives sont régulières.

Le membre supérieur droit, le membre inférieur droit et la moitié inférieure de la face du même côté sont agités par des convulsions cloniques plus ou moins intenses et fréquentes.

L'avant-bras et la face sont habituellement secoués seuls, comme par une décharge électrique se répétant en moyenne toutes les minutes. La main est alors vivement fléchie, l'avant-bras fléchi sur le coude et porté en pronation, tandis que la commissure labiale droite est portée en dehors et en bas.

Les spasmes restent ainsi localisés, lorsque le malade est au repos et qu'on n'excite pas son intention ; mais si on l'examine, si on le touche, si on lui demande un effort quelconque, aussitôt les convulsions de l'avant-bras et de la face s'exagèrent et s'irradient, secouant plus ou moins violemment aussi le bras droit et le membre inférieur droit ainsi que le cou du côté droit.

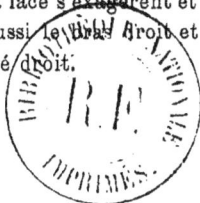

7

Si on l'interroge, tantôt il ne peut répondre ou répond toujours par le même mot, tantôt il ébauche des phrases sans pouvoir les terminer à cause des spasmes violents qui agitent ses lèvres et son cou, tantôt enfin il parvient à parler avec une suffisante netteté. D'ailleurs la langue ne participe pas aux mouvements spasmodiques de la face.

Il n'y a pas de strabisme. La vue est intacte ainsi que l'ouïe des deux côtés.

Le malade sait lire et écrire ; mais il lit très difficilement à voix haute, d'abord parce qu'il parle péniblement, ensuite parce que, dès qu'il veut lire, les spasmes du bras et de la face s'exagèrent et l'empêchent soit de tenir, soit de fixer du regard le livre qu'on lui présente. De même l'écriture est impossible par suite des convulsions de la main et de l'avant-bras.

B... se plaint d'une douleur de tête localisée dans le côté gauche du crâne. Il n'y existe aucune tuméfaction, aucun point sensible à la pression. L'intelligence est conservée bien qu'un peu déprimée.

Le membre supérieur droit est rendu impotent par les spasmes qui l'agitent. Aucun de ses segments n'est atrophié. Le membre inférieur est normal. La sensibilité est partout conservée. La marche est possible, bien que gênée par les spasmes du membre inférieur.

Les réflexes sont normaux.

Les attaques épileptiformes se produisent à intervalles à peu près réguliers, toutes les deux nuits. Elles s'annoncent trois ou quatre heures avant par un accroissement très net dans l'intensité et l'amplitude des mouvements convulsifs du bras et du membre inférieur droits, et par la dépression intellectuelle, le malade prenant un facies hébété et répondant à tout ce qu'on lui dit par un signe de tête affirmatif. Quand l'attaque approche, il survient quelquefois du délire, des mots sans suite sont prononcés, des accusations sans fondement formulées contre l'entourage, mais le plus souvent le délire fait défaut.

Lorsque la crise éclate, le malade s'assied sur son lit et se rejette brusquement en arrière, puis le corps entier est animé de convulsions cloniques très rapides et très amples avec prédominance évidente pour tout le côté droit ; placé dans le décubitus dorsal, il bondit sur son lit comme projeté en l'air par la détente violente des ressorts de son sommier.

La durée est de huit à dix minutes ; il n'y a pas d'écume à la bouche, pas d'émission d'urine.

En résumé : 1° mouvements spasmodiques constants localisés dans l'avant-bras droit et la moitié inférieure de la face du même côté, aphasie et affaissement intellectuel évident ; 2° extension passagère, par irradiation, des mêmes mouvements à la totalité du membre supérieur et aux membres inférieurs du côté droit ; 3° attaques épileptiformes généralisées plus ou moins fréquentes, mais avec prédominance constante des convulsions dans le côté droit ; tels étaient les symptômes que nous présentait B... et d'où il fallait déduire un diagnostic.

L'idée d'une lésion située au niveau du centre moteur du membre supérieur ou, plus exactement, de l'avant-bras droit (tiers moyen de de la frontale ascendante) s'imposait, puisque, dès le début, après la première attaque épileptiforme, l'avant-bras droit était resté parésié, puis avait été atteint de convulsions spasmodiques qui n'ont pas cessé depuis lors.

D'ailleurs tous les autres symptômes trouvaient dans cette hypothèse une explication facile : le voisinage du pied de la troisième frontale faisait comprendre l'aphasie et même la forme spéciale (aphémie) qu'elle offrait ici ; la contiguité du tiers inférieur de la frontale ascendante expliquait les spasmes de la face et celle du tiers supérieur de la frontale ascendante et de la pariétale ascendante, les spasmes du membre inférieur et du bras. Et quant aux attaques épileptiformes, bien évidemment jacksonniennes, elles sont d'observation commune dans les lésions des centres moteurs.

Il restait à reconnaître de quelle variété de lésion il s'agissait : abcès, tumeur, compression par un enfoncement du crâne, ramollissement.

Une cicatrice existait visible sur la peau du crâne au voisinage de la zone rolandique, mais un peu au-dessous et en arrière : d'ailleurs cette cicatrice semblait la trace d'une blessure superficielle et la boîte crânienne paraissait là absolument saine.

Il ne fallait donc pas songer à une compression cérébrale résultant d'une fracture, et cela d'autant plus que les accidents étaient récents et la blessure ancienne.

On pouvait, il est vrai, à la rigueur, admettre que la blessure ayant été plus grave que la cicatrice ne permettait de le supposer, il s'agissait d'une lésion, abcès ou ramollissement, tardivement consécutive à la susdite blessure. Mais encore, pour accepter cette hypothèse, fallait-il être assuré que la blessure crânienne avait été aussi cérébrale et avait donné lieu à des accidents cérébraux primitifs. Or le malade ne pouvait donner lui-même aucun renseignement précis sur ce point et sa femme ignorait absolument quelles avaient été les circonstances et les suites de la blessure. Force était donc de rester dans le doute.

D'ailleurs l'idée d'une néoplasie cérébrale était également fort acceptable et cadrait fort bien avec la symptomatologie.

En toute occurrence la trépanation s'imposait ; elle serait curatrice ou palliatrice, suivant la lésion découverte, elle ne pouvait manquer d'être utile. J'opérai le 1ᵉʳ octobre 1890.

Trépanation en présence de MM. les professeurs Charpy, Saint-Auge, André ; MM. Vieusse, Bédard, Bezy, Basset fils, Petit (médecin-major), de Lautar, Chabaud, plus de nombreux élèves.

M. Bédard donne le chloroforme ; MM. Vieusse et Chabaud m'aident directement (injection de Dastre).

M. le professeur Charpy veut bien se charger de déterminer la ligne rolandique et le trajet de la frontale ascendante. Il emploie le procédé ordinaire : ligne horizontale de sept centimètres partant de l'apophyse orbitaire externe, plus une ligne verticale de trois centimètres à l'extrémité postérieure de cette première ligne. Détermination du bregma par les deux procédés de la ligne naso-occipitale et de la ligne bi-auriculaire donnant le même résultat ; quarante-sept millimètres en arrière (Broca) se trouve le point supéro-postérieur de la ligne rolandique. La troisième frontale, puis la frontale ascendante, sont dessinées sur la peau du crâne. Le centre moteur de l'avant-bras et de la main (tiers moyen de la frontale ascendante en face de la deuxième frontale) est marqué par une tâche à la teinture d'iode. C'est là que portera le trépan.

Toute précaution aseptique étant prise, je mène parallèlement à la ligne rolandique, un centimètre en avant, une incision de six à sept centimètres passant au milieu du centre moteur de l'avant-bras. Cette incision intéresse toute l'épaisseur des parties molles, y compris le périoste. Le périoste est décollé à la rugine sur toute l'étendue de la zone où doit porter le trépan. Application d'une couronne de trois centimètres de diamètre ; incision cruciale de la dure-mère qui se déchire. Le cerveau fait issue, couvert de la pie-mère gris violet ; pas d'écoulement de liquide céphalo-rachidien, pas de battements visibles. Incision de la pie-mère ; légère hémorragie arrêtée par la compression. Un noyau gris violet sombre apparaît, mais tombant en miettes pulpeuses, du volume d'une amande, se prolongeant en haut et en bas. Est-ce là la lésion? Ce n'est point une tumeur, mais cela a tout l'aspect d'un ramollissement. J'applique une nouvelle couronne en haut, puis, pour aller plus vite, j'agrandis la perte de substance cérébrale à l'aide de la pince-gouge d'Ollier ; j'arrive en haut sur une portion de cerveau franchement saine, dont l'aspect diffère nettement de celui de la zone suspecte.

Environ trois centimètres en bas et un demi-centimètre en arrière de l'angle inférieur de la plaie cutanée, on voit sur la tête rasée la cicatrice que le malade nous a dit être la trace d'un coup de couteau reçu dans l'enfance.

Cette cicatrice n'est pas adhérente. Quoi qu'il en soit, pour [être assuré de ne rien omettre et étant d'ailleurs dans la nécessité d'élargir par en bas la perte de substance de la boîte crânienne, pour découvrir la totalité de la zone cérébrale suspecte, je prolonge l'incision cutanée par en bas, vers la cicatrice, et je résèque avec la pince gouge, puis avec la gouge et le maillet, une portion de la boîte, de la largeur d'une pièce de deux francs. La cicatrice n'est pas adhérente, il n'y a pas de fracture ancienne sous-jacente, mais, je découvre ainsi de tous les côtés des circonvolutions saines, bien différentes de la zone suspecte mise largement au jour. A l'aide d'une fine curette, j'enlève toute la portion suspecte pulpeuse ramollie, je creuse de la sorte dans l'écorce une cavité ayant les dimensions d'une amande.

J'explore soit avec le doigt, soit avec une sonde cannelée courbe insinués entre le cerveau et la dure-mère, toute la zone cérébrale périphérique à la perte de substance ; je ne trouve rien.

A l'aide d'une aiguille de l'aspirateur Dieulafoy, je ponctionne le cerveau à deux reprises, au niveau du ramollissement, à la recherche d'un abcès, je n'obtiens rien.

Lavage au sublimé abondant pendant tout le cours de l'opération, qui bien souvent fut faite sous une irrigation continue.

La dure-mère en lambeaux me semble impossible et même dangereuse à réunir.

Je couche sur le cerveau, dans toute l'étendue de la perte de substance osseuse qui mesure 6 centimètres sur 3, une lanière de gaze iodoformée, par manière de drain, qui sort par l'angle inférieur. Je suture la plaie du cuir chevelu, y compris le périoste, à l'aide de quatre crins de Florence.

Pansement.

Sommeil paisible. Aucune contracture, aucun spasme, aucune manifestation quelconque pendant l'acte opératoire et les attouchements du cerveau.

Réveil facile.

Plus de spasmes en aucun endroit.

2 octobre. — Calme complet, pas de vomissements, pas de spasmes des membres, quelques rares spasmes de la lèvre inférieure ; pas d'attaques convulsives générales ; paralysie du bras droit ; aphasie. B... comprend très bien ce qu'on lui dit, mais ânonne ses réponses.

3. — Parle mieux, prononce en marmottant quelques mots compréhensibles. Ne souffre pas. Impotence du bras droit. Appétit médiocre ; a vomi un potage. Purgation légère.

4. — Toujours parésie du bras et de la face du côté droit ; plus trace de spasme ni de convulsions.

Émotivité. Pleure en voyant son bras.

Pansement. Suppression du drain. Écoulement de liquide sanguinolent. Plaie cutanée réunie. État général très bon.

7. — Aurait eu quelques spasmes légers dans le membre inférieur droit ; bras toujours inerte ; parole difficile, paresseuse ; paralysie faciale ; mange bien et va à la selle régulièrement,

8. — Suppression des points de suture, réunion immédiate ; un léger gonflement sous la ligne de suture. Même état.

28. — Je reprends mon service après une absence de vingt jours. Je trouve mon opéré content, il remue le bras, le lève et serre les doigts ; les mouvements sont seulement un peu incoordonnés.

Il parle surtout lorsqu'il n'est pas ému ; parole un peu saccadée.

L'œil est plus vif, moins hébété.

Cicatrice déprimée, un peu sensible.

13 novembre. — A eu la veille, en allant au bain, une crise convulsive qui a duré trois ou quatre minutes.

D'ailleurs il reste nerveux, les mouvements sont comme ataxiques, non mesurés, saccadés.

Atrophie de l'avant-bras et surtout de la main du côté droit, dont les muscles sont contracturés.

29. — Sortie. État mental : intelligence conservée ; cependant quelquefois colère et batailleur ; parole nette, lente et un peu saccadée ; quelques petites trépidations des lèvres ; pas de strabisme. Vue, ouïe, odorat, goût, parfaits ; langue très mobile et bien médiane.

Généralement nerveux ; quelques rares et légers soubresauts dans les bras, surtout dans le droit.

Marche correcte.

Bras et avant-bras gauches normaux.

Bras droit normal.

Avant-bras droit un peu atrophié, mais possède dès aujourd'hui des mouvements volontaires, un peu ataxiques toutefois. Il plie les doigts et les étend ; fait des mouvements de flexion et d'extension du poignet, de pronation et de supination.

23 mars. — Je revois mon opéré, chez lui, pour la première fois, depuis sa sortie de l'hôpital, six mois après la trépanation.

Je le trouve dans son lit. Il me reconnaît, rit et est enchanté de me voir. Il parle, mais certains mots lui échappent, mon nom par exemple : la parole est saccadée.

Il lit facilement et comprend bien ce qu'il lit.

Pas de strabisme ; la paralysie faciale droite a presque disparu ; la langue est tirée droite.

L'avant-bras et la main du côté droit sont atrophiés. Tous les mouvements y sont volontairement possibles ; mais les muscles sont tous contracturés, il s'ensuit de la raideur et des saccades dans l'exécution des mouvements, qui rendent l'usage du bras droit difficile.

La pression de la main est cependant faible.

Le bras droit est libre et non atrophié.

Le membre inférieur droit est de même volume et de même puissance que le gauche.

Il n'existe plus de contractions spasmodiques rythmées ni dans le bras, ni dans la face, ni dans le membre inférieur.

La marche est ordinairement possible et facile.

Toutefois, de temps en temps, sans régularité, à peu près une ou deux fois par semaine, et sans cause bien reconnue, le côté droit est agité de trépidations passagères.

De temps en temps aussi, à peu près tous les quinze jours, principalement en mangeant, éclatent une ou deux attaques épileptiformes, au cours desquelles la langue est souvent mordue, ainsi qu'en témoigne une plaie contuse encore visible.

D'ailleurs, les attaques actuelles sont à peu près semblables aux anciennes.

La cicatrice crânienne est déprimée ; les bords de la perte de substance osseuse sont nettement saillants, surtout en arrière, et dans la perte de substance s'enfonce le cuir chevelu.

La pression douce exercée par le doigt au moment de l'exploration n'est pas douloureuse et n'éveille pas de contusions.

Le malade est gai, vigoureux, toujours très musclé ; toutes ses fonctions s'accomplissent normalement.

OBSERVATION III

Monoplégie spasmodique infantile. — Épilepsie jacksonnienne. — Drainage d'un kyste cérébral. — Amélioration.

Dr A. BROCA, chirurgien des hôpitaux de Paris (*Congrès de chirurgie*, 5e session. Paris, 1891, page 130).

Gouj... (Charles), âgé de dix-huit ans, sans profession, est entré le 3 novembre 1890 à l'hôpital Bichat, salle Jarjavay, n° 19 (service de M. le docteur Terrier).

Antécédents héréditaires. — Du côté paternel, on trouve que la grand'mère est morte d'un cancer de l'utérus ; que le grand-père s'est noyé, mais on ne sait si c'est volontairement. Le père est manifestement goutteux, à plusieurs reprises il a eu des crises aiguës. C'est un homme d'une cinquantaine d'années, bien conformé physiquement et semblant doué d'une intelligence moyenne. Il nie toute syphilis, et d'ailleurs, d'après ce qu'il raconte, aucun de ses deux enfants n'a eu d'accidents cutanés ni muqueux.

De même que les ascendants et les collatéraux paternels, les membres de la famille maternelle sont robustes. Le grand-père et la grand'-mère sont morts à un âge avancé (sans qu'on puisse préciser de quoi) La mère dit toujours avoir été très délicate, mais elle semble de robuste apparence, et son mari dit d'ailleurs qu'elle se porte bien. Elle est très émotive, médiocrement intelligente, bien conformée.

Elle a eu à l'âge de vingt-deux ans l'enfant qui fait le sujet de cette observation. Avant sa grossesse, elle était mal réglée, et, pendant sa grossesse, elle a eu des métrorrhagies avec douleurs abdominales, si bien que son médecin ne l'a pas crue enceinte et l'a soignée en lui appliquant de la glace sur la poitrine et sur le ventre, en lui faisant sucer de la glace et en lui administrant des pilules de nature inconnue.

Un an après, elle a eu un second enfant, né bien portant, bien constitué, à terme, mais petit. La grossesse, cette fois, avait été normale, et la mère, d'ailleurs, a été bien réglée depuis sa première grossesse. Cet enfant est mort en nourrice vers l'âge de six mois. On a dit aux parents qu'il était mort d'un épanchement au cerveau. La maladie n'a pas duré bien longtemps ; un mois avant le décès environ, l'enfant était en bon état. Le père ne peut donner de renseignements précis sur l'évolution du mal. Il affirme seulement que l'enfant y voyait bien, remuait bien ses membres.

Antécédents personnels. — Outre l'histoire précédemment relatée de la grossesse, il est à noter que Charles G... est né avant terme, vers sept mois et demi, dit le père, quelques jours après une chute faite par la mère. Lorsqu'il est né, il était cependant volumineux, d'après le père, plus gros que son frère cadet, né à terme. Il paraissait bien conformé et on l'a envoyé en nourrice à la campagne.

Vers l'âge de trois ou quatre mois, la nourrice a prévenu les parents «que l'enfant a eu des abcès au-devant du cou, que le médecin les a incisés et qu'il est guéri.»

L'enfant a marché à l'âge ordinaire, a fait ses dents normalement. Mais de tout temps il a présenté des symptômes morbides. Jamais il n'a eu le regard bien fixe, jamais il n'a bien suivi des yeux un objet qu'on lui montrait ; toujours son bras gauche a été faible, et cette faiblesse a été très nette lorsque l'enfant a eu environ deux ans. A cet âge il aurait fait une chute sur laquelle d'ailleurs on ne peut avoir aucun renseignement précis, et qui d'autre part n'a laissé aucune trace extérieure.

A l'âge de deux ans, il a été évident que le bras gauche était faible, maladroit, relativement froid, et cette différence s'est accentuée de plus en plus. Le bras, à cette période, était flasque : c'est seulement depuis les crises convulsives qu'il s'est contracturé.

Jusqu'à l'âge de quatre ou cinq ans, Charles ne pouvait pas prendre un objet de la main gauche, à partir de cet âge, il a commencé à pouvoir saisir des objets, pourvu qu'ils ne fussent pas trop gros. Les parents n'ont guère constaté à cet âge que cette infériorité physique et lorsque, quelques années plus tard, ils ont envoyé leur enfant à l'école, c'est à l'insuffisance de sa vue incontestablement très basse qu'ils ont attribué son incapacité à s'instruire, la fatigue extrême et la céphalalgie qui s'emparaient de lui, lorsqu'il cherchait à arrêter pendant quelque temps son esprit à un problème ou à un devoir. Aussi a-t-on tenté de lui faire donner des leçons particulières, mais le résultat a été plus que médiocre. Les parents affirment qu'il a toujours eu de la mémoire, et en effet cela concorde bien avec ce que j'ai constaté pendant qu'il était à l'hôpital, mais certainement son développement intellectuel a toujours été très insuffisant.

A l'âge de treize ans, Charles a eu le ver solitaire.

La première crise convulsive date de 1887. L'enfant raconte lui-même que, trois jours auparavant, il avait eu une frayeur extrême en raison d'une chute faite dans l'escalier par sa mère. Quoi qu'il en soit de cette cause, il fut pris subitement d'un tremblement convulsif dans les deux mains — la main gauche éprouvant des secousses plus fortes — se mit à bredouiller, passa dans la chambre voisine où était son père, et tomba sans connaissance. Cette crise ne dura que quelques minutes, et il s'en releva courbaturé, avec une céphalalgie intense. Depuis ce moment, les attaques sont revenues à intervalles irréguliers. Si l'on écoutait seulement le récit de l'enfant, on croirait à de longues intermittences, plusieurs mois même. Mais, d'après le récit du père, il faut à cet égard tenir compte pour beaucoup du traitement par le bromure de potassium.

Dès le début des attaques, en effet, le sujet a été traité au bromure, en solution aqueuse d'abord. Il a commencé par en prendre 2 grammes par jour, et est arrivé à 10 grammes. Au bout de peu de temps, il a pris des dragées Géliveau, au nombre de 5 à 6 par jour. Tandis qu'il était sous l'influence de ce traitement, les crises étaient rares ; il est resté jusqu'à six ou sept mois sans en avoir, alors qu'avant le traitement il en avait parfois 3 à 5 par jour, si bien qu'on ne les comptait plus et qu'il était venu à ne presque plus pouvoir se lever. Dès qu'on cessait le traitement, les attaques revenaient presque immédiatement au bout de trois à quatre jours au plus, souvent dès le lendemain. On a fait plusieurs de ces tentatives de suspension, toujours vite cessées à cause des accidents. Le père dit, en somme, que l'enfant n'est jamais resté depuis la première attaque trois jours sans bromure et sans crises.

Les attaques sont précédées d'une aura, caractérisée par un tremblement des doigts de la main gauche, dans le pouce surtout. Averti par cette aura, qui dure environ une minute, le malade peut souvent faire avorter la crise si, de la main droite, il fléchit fortement le petit

doigt gauche, maintenu pendant quelques minutes dans cette position.
Cette manœuvre, d'ailleurs, ne réussit pas toujours.

Ces crises ne débutent pas par un cri. Elles s'accompagnent quelquefois de morsure de la langue. Il n'y a pas de miction involontaire. Les accès sont pour la plupart diurnes. Le plus souvent ils sont légers, la perte de connaissance ne dure que quelques instants, mais elle peut aller jusqu'à un quart d'heure. Peu de grands mouvements convulsifs. Depuis les attaques, l'intelligence a baissé. Le membre supérieur gauche est resté contracturé.

Les choses étant en cet état en août 1890, on a mené l'enfant à M. Charcot, qui prescrivit l'élixir polybromuré d'Yvon, 5 cuillerées à café pendant une semaine ; 6 pendant la semaine suivante ; 7 pendant trois jours, et recommencer.

Les crises sont restées ce qu'elles étaient sous l'influence des dragées Géliveau, mais les parents trouvent que l'état général et l'appétit étaient meilleurs, que l'énervement était moindre. M. Charcot conseilla une intervention chirurgicale, palliative seulement dans son esprit, car il déclara simplement aux parents que, si l'on trouvait une lésion cérébrale opérable, un kyste par exemple, on pourrait faire cesser les crises convulsives et améliorer la vision, mais qu'on ne devait pas espérer davantage. C'est ainsi que l'enfant fut adressé à M. Terrier, à l'hôpital Bichat, où notre cher maître voulut bien le confier à nos soins.

État actuel. — L'enfant, de taille moyenne, est solidement constitué.

Le membre supérieur gauche, dont les muscles sont nettement atrophiés, est incomplètement paralysé, avec contracture en demi-flexion. Les quelques mouvements volontaires qui sont possibles — mouvements d'ailleurs peu étendus et fort maladroits — sont athétosiques. J'ai déjà dit que cette raideur ne daterait que du début des attaques épileptiques. Quand on cherche à redresser le poignet et surtout le pouce, et quand on serre le pouce, le sujet accuse immédiatement une sensation semblable à celle de l'aura. Si l'on continuait, il aurait une attaque, que je n'ai pas cherché à provoquer.

Sur ce membre, les réflexes tendineux sont exagérés. En résumé, l'aspect du membre supérieur de ce malade, est exactement celui d'un individu atteint d'hémiplégie spasmodique infantile chez lequel l'atrophie du membre serait seulement peu prononcée. Il s'agit ici non pas d'une des deux variétés typiques (A, contracture avec atrophie, ou bien B, athéthose vraie), mais de cette sorte de forme mixte décrite par P. Marie (art. *Hémipl. spasm. inf.*, in *Dict.* de Dechambre) sous le nom de paralysie avec mouvements athétosiformes, qui réunit quelques-uns des caractères des deux variétés précédentes, de façon à constituer comme une forme de transition entre elles.

Il n'y a pas de troubles de la sensibilité.

Le membre inférieur du même côté n'a jamais attiré l'attention du malade ou de son entourage, et en effet la marche s'effectue sans fatigue : le membre n'est ni paralysé, ni contracturé. Mais en regardant le patient aller et venir dans la salle, surtout lorsqu'il marchait vite, nous avons constaté qu'il y a certainement une légère faiblesse, se traduisant par une irrégularité appréciable de la démarche. De sorte qu'en réalité, on a bien affaire à un cas d'hémiplégie spasmodique infantile, mais à un de ces cas dans lesquels la lésion a porté sur le membre supérieur d'une façon tellement prépondérante qu'à un examen sommaire il semble s'agir ici d'une véritable monoplégie brachiale. Au point de vue de la physiologie pathologique, il en est de même, car, ainsi que nous l'avons dit, c'est toujours par le bras que commence l'aura annonçant les crises, c'est par la malaxation de la main qu'on peut les déterminer, c'est par la flexion du doigt ou la constriction au niveau de la main que le malade parvient souvent à les faire avorter.

Le front est bas, le facies ne dénote aucune intelligence. La barbe est assez développée et noire. Il n'y a pas de roussure exagérée de la voûte palatine. La bouche ne présente ni paralysie ni asymétrie des lèvres ; le malade ne bave pas d'une façon habituelle, mais cela lui arrive quand il s'applique à faire quelque chose.

Le regard est oblique, clignotant. Il y a peu de nystagmus horizontal, à droite surtout. La vision est très faible, et, pour écrire, le sujet est forcé de se mettre un peu obliquement, touchant presque le papier avec la pointe de son nez.

Le crâne paraît un peu élevé; légèrement aplati à droite. Cette asymétrie est nette, quand on prend à la lame de plomb, le tracé de la circonférence occipito-nasale, et on constate alors qu'elle porte exclusivement sur la région temporo-pariétale. La courbe gauche a, à ce niveau, 1 centimètre de flèche de plus que la courbe droite.

L'intelligence est faible. Le sujet répond quand on l'interroge, avec prolixité et répétitions. Son instruction est très rudimentaire : son

écriture est celle d'un enfant de sept à huit ans, son orthographe
est défectueuse ; en arithmétique, il ne sait guère que les opérations
d'une simplicité extrême. Pas de trouble notable de la parole, excepté
un peu de bégaiement. Ici encore, nous devons répéter que, par la
faiblesse de son intelligence (imbécillité simple), le malade se comporte exactement comme un bon nombre de ceux atteints d'hémiplégie spasmodique infantile, affection dans laquelle on voit se produire soit l'idiotie complète, soit un degré plus ou moins prononcé
d'imbécillité.

A l'ophtalmoscope, les papilles sont confuses. Il y a, d'après l'examen de M. Terrier, de la périnévrite, pas très intense. Dans les couches externes, on voit les vaisseaux du nerf optique. Le centre est
blanc.

L'état général est bon. Le sommeil est calme et régulier.

15 novembre. — La ligne rolandique droite est déterminée par le
procédé Lucas-Championnière, à l'aide de l'équerre flexible bi-auriculaire.

L'extrémité supérieure de la scissure est marquée à 45 millimètres
en arrière du bord postérieur de la lame verticale de l'équerre. Cette
ligne paraît notablement moins oblique en haut et en arrière que sur
un sujet ordinaire. Elle est divisée en trois parties égales et le centre du membre supérieur gauche est marqué juste en avant de son
tiers moyen.

16. — Je pratique la trépanation. Mon maître, M. Terrier, veut
bien m'assister et me guider de ses conseils. M. Dally, stagiaire du
service, donne le chloroforme.

Toutes les précautions antiseptiques usuelles étant prises, et un
tube de caoutchouc horizontal étant serré autour de la tête, je fais
une incision cruciale, dont le croisement a lieu à la partie postérieure
et inférieure du centre brachial, contre la ligne rolandique. J'applique alors une couronne de trépan de 2 cent. et demi, puis une seconde
au-dessus. Le crâne est épais et dur. Entre les deux couronnes reste
un point étroit que je fais sauter à la pince coupante. La dure-mère
alors est incisée, et dans ce temps un vaisseau pie-mérien reçoit un
coup de pointe qui nécessite une ligature à la soie fine. Contre la
demi-circonférence postéro-inférieure de la première couronne apparaît une teinte noirâtre qui, au premier abord, en impose pour une
veine.

Comme cette région, spécialement, est celle des mouvements du pouce, la perforation est agrandie dans ce sens à la pince coupante, et il devient évident qu'il s'agit d'une cavité kystique. Cette cavité est ouverte d'un coup de bistouri et il en sort un liquide incolore et transparent. La cavité apparaît alors, sous la dure-mère, grosse comme une forte noix, entourée d'une mince membrane blanchâtre et friable. Un drain long de cinq centimètres y entre, en descendant. Suture de la dure-mère à la soie. Suture de la peau au crin de Florence ; un des points fixe le drain. Le tube en caoutchouc qui assurait l'hémostase extra-crânienne est retiré. Pansement iodoformé.

17. — La nuit a été bonne. Le pansement est traversé par un suintement séro-sanguinolent. Il est changé.

Les jours suivants, rien n'est à noter. Très rapidement l'opéré s'est assis dans son lit.

Température de 37°6 à 38°, pendant les trois premiers jours. Puis, régulièrement à 37°.

Au huitième jour, le pansement a été renouvelé et les sutures enlevées.

A partir de ce moment, le malade a pu lire et écrire un peu. Certainement il y voit mieux, et pour écrire tient l'œil à environ 10 centimètres du papier. Tous ses voisins de salle remarquent une différence dans son regard.

25. — Je constate que je puis mouvoir le pouce en tous sens et le serrer sans provoquer aucune menace d'attaque.

27. — Le drain est enlevé. Rien ne s'est écoulé. Réunion immédiate parfaite.

28. — Hier, à dix heures du soir, survient une légère attaque, qui, dure cinq minutes. Elle est survenue sans prodromes, sans douleur dans le pouce. La main s'est tournée et le bras s'est porté vers le dos. Perte de connaissance complète; pas de morsure de la langue, écume. Ce matin, le malade n'éprouve aucun malaise. Son pouce est aussi maniable qu'hier.

4 décembre. — M. P. Marie vient de nouveau examiner le sujet. Il constate l'amélioration de la vision. Les réflexes tendineux sont toujours exagérés. Les doigts et le poignet sont maniés à plusieurs reprises, des mouvements multiples sont commandés. M. Marie étudie, en particulier, les mouvements associés. Si on dit au malade de serrer quelque chose avec la main gauche, il serre assez parfaitement et

en même temps il fait le mouvement de la main droite. La main contracturée étant mise à plat sur le lit, le sujet ne peut lever le pouce
droit. De même pour l'index ; le médius, l'annulaire et le petit doigt
gauche ne peuvent pas davantage se lever isolément, et dans cet effort c'est encore l'index droit qui se lève. Le malade exécute à peu
près la flexion et l'extension du poignet et du doigt ensemble, mais il
ne peut exécuter les mouvements partiels du doigt.

Ces efforts, ces mouvements spontanés et communiqués ont été
assez prolongés. Au bout d'un certain temps, le malade dit qu'il sent
venir une crise, mais il ne peut l'arrêter sous nos yeux par la flexion
du petit doigt ; il dit alors qu'il sent quelque chose au cœur, le pouls est
à 100, avec de fortes intermittences. La crise finit par des larmes.

5. — Le sujet a eu la nuit dernière deux petites attaques, très
courtes, mais complètes. Exéat. On fera faire une calotte protectrice
en cuir moulé. De plus, sur le conseil de M. P. Marie, l'opéré pren-
dra du bromure de potassium à dose modérée (3 grammes par jour
pendant une semaine, 4 grammes pendant la deuxième et la troisième,
5 grammes pendant la quatrième et recommencer). Il lui en a déjà été
donné hier. Jusque-là, depuis cinq ou six jours avant l'opération, le bromure avait été suspendu, et pendant quinze jours il n'y avait néanmoins pas eu d'attaques. Le père nous réitère la déclaration que
jamais, depuis trois ans, une interruption semblable n'avait pu être
tolérée.

23. — J'ai reçu une lettre : l'enfant avait eu une petite crise nocturne la veille.

4 janvier. — Une lettre m'apprend que l'enfant a eu trois crises,
le 30 décembre à sept heures du matin, et les 2 et 3 janvier, à dix heures et demie du soir, toujours pendant le sommeil : il ne s'est aperçu
que de celle du 3.

5. — De dix heures du matin à six heures du soir, fortes palpita-
tions du cœur et douleurs dans la poitrine et les membres, surtout
dans les pieds. A sept heures, tout avait cessé et l'enfant dînait bien.
Puis il fut repris de neuf heures et demie à onze heures ; à ce moment
il s'endormit et ne se réveilla qu'à huit heures du matin, après une
excellente nuit. Pendant tout ce temps, pas de convulsions.

A partir du 6 janvier, le sirop polybromuré est repris à la dose
prescrite par M. Charcot.

9 mars — Une lettre me donne les dates suivantes pour les crises

nocturnes : 15, 18, 21 février, 5 et 8 mars. Le père m'écrit : « Malgré ces convulsions, la vue s'améliore et le bras prend de la force. »

Enfin, le 27, mon ami le Dʳ Monprofit (d'Angers) a eu la complaisance d'aller examiner mon opéré et il me donne les renseignements suivants : « Depuis l'opération, les crises épileptiformes, qui étaient fréquentes et diurnes, ont beaucoup diminué en nombre et ne se produisent jamais le jour. Elles sont très courtes, caractérisées seulement par un peu d'agitation, quelques mouvements convulsifs. Le sommeil reprend presque aussitôt et se continue très calme jusqu'au matin. Au réveil, l'intelligence est aussi nette que si rien ne s'était produit. Pas de crise depuis le 8 mars.

» Au dire des parents et du malade, la vue s'est beaucoup améliorée. Les yeux ne présentent plus cette instabilité et ces mouvements désordonnés qui donnaient au sujet une singulière physionomie. Il peut maintenant travailler et écrire sans lunettes, et l'écriture est assez régulière. De loin, il peut reconnaître les objets et les personnes beaucoup mieux qu'autrefois.

» Le bras gauche a repris un peu de force. La main, toujours un peu fléchie, peut saisir des objets légers et peut aussi servir à manger.

» La santé générale paraît considérablement améliorée. L'enfant est gai, ne souffre aucunement, a repris de l'appétit et de l'embonpoint. Mais l'amélioration la plus marquée s'est produite dans le caractère : autrefois le malade était extrêmement irritable, sujet à des colères très violentes. Actuellement il présente une égalité de caractère et aussi une application au travail que remarquent tous ceux qui l'avaient connu autrefois.

» La cicatrice est déprimée, non agitée de battements, nullement douloureuse. »

OBSERVATION IV

Épilepsie jacksonnienne. — Trépanation. — Amélioration

(Dʳ R. Larger (de Maisons-Laffite), in *Congrès de chirurgie*, 4ᵉ session. Paris 1889, p. 608)

R..., âgé de quarante-huit ans, maçon, demeurant à Sartrouville. Constitution robuste, sans antécédents pathologiques ou héréditaires.

En septembre 1887, sans cause appréciable, survient un violent mal de tête, non délimité mais en couronne ; avec cela, légère hébétude, yeux hagards. Les accidents disparaissent au bout de huit jours et après un traitement à base d'antipyrine et de chloral.

Une année après, en septembre 1888, R..., en descendant un escalier, sent tout à coup sa jambe gauche fléchir sous lui : il tombe en perdant connaissance, mais revient rapidement à lui ; à son réveil, contracture douloureuse de la jambe gauche ; il rentre néanmoins chez lui à pied, mais en traînant la jambe. La contracture de cette jambe a persisté depuis lors.

Un mois après, en octobre 1888, nouvelle chute avec perte de connaissance d'une demi-heure de durée. La raideur de la jambe s'accentue encore.

Je vois le malade le lendemain de cette deuxième crise ; je constate l'existence d'un spasme tonique de la jambe et de la cuisse gauches avec trépidations épileptoïdes et exagération des réflexes rotuliens. La marche est devenue sinon impossible, du moins très difficile.

La nuit suivante, perte de connaissance d'un quart d'heure de durée, au lit. Le malade s'est mordu la langue pendant la crise. Aura partant du pied contracturé.

De pareilles crises se reproduisent de trois en trois semaines, jusqu'au 16 janvier 1889.

Ce jour-là, le malade tombe subitement au milieu de sa chambre, toujours en perdant connaissance. R... ne tarde pas à revenir à lui ; mais, pendant douze heures de suite : convulsions cloniques consistant en secousses rythmées de la jambe, du bras et du cou du côté gauche. Cette crise se reproduit, avec les mêmes caractères, quatre jours de suite, avec des intervalles de douze heures.

Toutes les trois ou quatre semaines, surviennent de nouvelles séries de crises semblables, d'une durée de plusieurs jours. Les secousses sont de plus en plus violentes, mais restent limitées au cou, au bras et à la jambe gauches. Celle-ci demeure, bien entendu, contracturée pendant les intervalles des crises.

Au mépris des fermes dénégations du malade et malgré l'absence de toutes traces de lésion syphilitique, un traitement énergique, consistant en frictions bi-quotidiennes avec l'onguent napolitain et sirop de Gibert à l'intérieur avait été institué dès le début. Mais les crises n'en redoublaient pas moins d'intensité, et le malade, dont l'intelligence toutefois était demeurée parfaitement intacte, à part une certaine hébétude pendant et un peu après les crises, s'affaiblit de plus en plus et tomba bientôt dans le marasme. Si bien que l'intervention opératoire que je lui proposai fut acceptée d'enthousiasme par lui et par son entourage.

Diagnostic. — A quelles lésions avions-nous affaire? La syphilis cérébrale paraissait devoir être exclue, non tant à cause des énergiques protestations du malade — lesquelles, venant d'un homme intelligent qui comprend toute l'importance qu'il y a de dire la vérité, ne sont pas toujours négligeables — pas même en raison de l'impuissance du traitement spécifique — ce qui a bien aussi sa valeur — qu'à cause de ce fait capital, à savoir : l'intégrité des facultés intellectuelles. Or, dans la syphilis cérébrale, d'après le professeur Fournier, il y a toujours hébétude et déchet progressif de l'intelligence.

Mais, sans être une syphilis cérébrale proprement dite, la lésion pouvait être une exostose syphilitique du pariétal, siégeant au niveau des centres. Tel fut, en effet, l'avis de mon excellent ami, M. Lucas-Championnière, à la haute compétence duquel j'eus recours à ce propos.

Malgré l'autorité de ce chirurgien distingué, et eu égard aux raisons ci-dessus invoquées, j'admis pour ma part l'existence d'une lésion traumatique ancienne du crâne, et cela malgré les dénégations répétées du malade, qui n'avait gardé le souvenir d'aucun traumatisme de ce genre.

Toutefois, sur mes pressantes instances, il se rappela, au dernier moment, avoir fait, *quinze années* auparavant, une chute sur la tête du haut d'un échaffaudage ; un madrier lui était tombé sur le crâne, il y avait eu perte de connaissance, suivie de malaise et de courbature, pendant six semaines environ.

Cet aveu tardif justifiait pleinement mon diagnostic, que l'opération n'a fait d'ailleurs que confirmer encore.

Il est infiniment probable que les cas analogues d'hypérostose du pariétal, ayant déterminé des accidents d'épilepsie partielle, tel que celui par exemple que j'ai vu opérer l'hiver dernier, à Saint-Louis, par M. Championnière lui-même, doivent être attribués, non à la syphylis, ainsi que le croit encore M. Fournier, mais à un traumatisme si ancien que les malades peuvent en avoir perdu le souvenir.

L'opération est pratiquée le 19 mai 1889, avec l'aide des docteurs

Graujux et Lalou. Après chloroformisation, la région des centres est facilement déterminée à droite, par la méthode indiquée par M. Championnière. On remarque, à la simple inspection du crâne rasé, que le pariétal droit est notablement plus saillant, à ce niveau, que ne l'est celui du côté gauche,

Lavages à la solution phéniquée forte et à la liqueur de Van Swieten salicylée. Incision verticale des téguments sur la ligne rolandique même, coupée en haut par une autre incision antéro-postérieure. Quatre couronnes de trépan sont successivement appliquées deux par deux, à la portion supérieure et de chaque côté de la ligne rolandique, de façon à circonscrire un large espace quadrilatère recouvrant le centre moteur du membre inférieur principalement, et aussi, mais moins largement, celui du membre supérieur. Toute cette portion de pariétal, formant quadrilatère, est enlevée à l'aide de cisailles.

On constate de suite que le pariétal est fortement épaissi dans toute cette région et même au delà, et que le diploé a subi un travail d'ostéo-sclérose. En plusieurs endroits, il faut détacher des adhérences de la dure-mère à la table interne.

Ces lésions me paraissant suffisantes pour expliquer tous les phénomènes produits, et la dure-mère se présentant, les adhérences à part, avec son aspect normal, je juge inutile de pénétrer plus loin.

La plaie est refermée par quatorze points de suture au crin de Florence, appliqués à l'aide de mon aiguille-crochet ; tube à drainage, salol et ouate de tourbe comme pansement.

19, soir. — Température, 37°. Le malade est fort à l'aise et mange sa soupe de bon appétit. La jambe a perdu beaucoup de sa raideur.

20. — Température, 36°6. Va bien.

21. — Crise très atténuée d'une durée de dix minutes environ, avec courte perte de connaissance. Quelques mouvements cloniques du bras et du cou ; la jambe se raidit par moments, mais sans secousses.

22. — Température, 36,6. Le drain, dont la présence n'est peut-être pas étrangère à la petite crise d'hier, est retiré et le pansement renouvelé.

23. — Très petite crise de cinq minutes environ, sans perte de connaissance, en essayant de se lever. Va bien et mange de bon appétit.

24. — Le mieux continue. Le malade se lève impunément et marche pour la première fois, — depuis près de trois mois qu'il a dû garder le lit, — à l'aide d'une canne, mais en fauchant de la jambe gauche.

25. — R... se tient debout sur la jambe malade qui supporte tout le poids du corps. La raideur a entièrement disparu ; les trépidations épileptoïdes et les réflexes rotuliens ont considérablement diminué.

27. — Les sutures sont enlevées ; la réunion est parfaite. Le malade marche de plus en plus facilement et même sans canne.

Le membre inférieur gauche, dont les muscles ont subi un certain degré d'atrophie, est soumis à l'entraînement par le massage et l'électricité. La marche s'améliore beaucoup et R... ne tarde pas à faire d'assez longues promenades au dehors, heureux et content, se considérant comme définitivement guéri.

Moi-même je commençais à l'espérer, lorsque vers le milieu de septembre, c'est-à-dire quatre mois après l'opération, R... est pris subitement d'une crise la nuit, dans son lit ; l'aura part du pied comme auparavant, mais les secousses rythmées sont limitées au cou et au bras ; la jambe se raidit légèrement au moment de l'attaque, mais n'a plus de secousses.

Depuis lors, ces petites crises de cinq minutes à peine de durée, sans perte de connaissance, se sont reproduites plusieurs fois, toujours avec les mêmes caractères, mais le malade se promène néanmoins.

Je me propose d'enlever une nouvelle plaque de pariétal, principalement au niveau des centres du cou et du bras où une notable portion d'os hypérostosé a été conservée à tort. Est-il permis d'espérer que les accidents disparaîtront complètement par ce moyen? C'est ce que l'avenir nous apprendra,

OBSERVATION V

(Très résumée)

Un cas de trépanation pour épilepsie jacksonnienne supposée d'origine syphilitique. — Amélioration.

Par G. MILLET (d'Edimbourg).

The Lancet, 10 mai 1890, p. 1008

Il s'agit d'une femme cinquante-quatre ans, entrée à l'hôpital pour épilepsie jacksonnienne que l'on suppose d'origine syphilitique, le mari admettant d'ailleurs que sa femme a la syphilis.

Au début (novembre 1886) douleur lancinante aiguë dans la région frontale droite, et surtout dans l'œil droit. Les attaques épileptiques n'apparaissent qu'en décembre 1887 ; le mois suivant, il survient de la paralysie des membres supérieurs et inférieurs gauches. On trépane, rien d'anormal dans les méninges ni le cerveau. Les attaques continuent de plus belle ; accès sub-intrants.

Nouvelle trépanation, deux couronnes au-dessus de la première. Les attaques diminuent, mais ne disparaissent pas ; trois mois après elles augmentent en même temps que l'hémiplégie gauche reparaît. Ouverture de la cicatrice ; exploration du cerveau où l'on ne découvre rien d'anormal. Mieux pendant trois mois.

En 1889 (mars) les crises reparaissent. Nouvelle trépanation ; une couronne en avant de la première, la substance cérébrale est grise, tellement ramollie qu'un simple filet d'eau suffit à l'enlever.

Mieux, mais l'hémiplégie persiste.

Le 20 avril 1890, douleur à la cicatrice qui est rouge, tendue. On ouvre et on donne issue à une once d'un pus épais et verdâtre. La douleur disparaît ainsi que les crises. L'abcès suppure pendant près d'un mois et se cicatrise. Huit jours après, les phénomènes redoublent d'intensité : coma, délire, stupeur. Opération *in extremis ;* toute la substance cérébrale est explorée ; dans l'intérieur, on trouve un abcès d'où l'on évacue deux onces de pus épais et jaunâtre.

Les symptômes graves disparaissent instantanément.

Quelques jours après, nouvelles douleurs ; évacuation nouvelle de deux onces de pus. Les symptômes de compression disparaissent. La malade va de mieux en mieux, elle parle, et peut même marcher.

Elle quitte l'hôpital, reste bien pendant quatre mois et meurt des suites de l'influenza, sans avoir eu de nouvelles crises.

OBSERVATION VI

Épilepsie jacksonnienne

(Très résumée)

Observation de V. Horsley

(National Hospital, *British medical journal*, 9 octobre 1886)

Jeune homme de vingt ans, qui depuis deux ans a des crampes dans le pouce et l'index gauche ; puis surviennent de grandes crises épileptiques. Ces crises commencent par le membre supérieur gauche, et sont, quelque temps après, suivies de paralysies des membres de ce côté. Maux de tête fréquents. Rien de particulier à l'examen ophtalmoscopique.

On diagnostique une lésion irritative des circonvolutions frontale et pariétale ascendantes au niveau de la portion comprise entre leur tiers inférieur et leur tiers moyen.

Trépanation à ce niveau. Horsley trouve une tumeur qu'il enlève ainsi que l'aire motrice du pouce. Pansement antiseptique.

Le lendemain, paralysie partielle du côté gauche de la face et paralysie complète du membre supérieur gauche. Quelques jours après, hémianesthésie légère à gauche. Réflexes tendineux exagérées. Rien dans le pouce, ni dans l'index.

Aucun accès convulsif depuis l'opération.

OBSERVATION VII

(*Très résumée*)

Publiée par MACEWEN

(*Lancet*, 23 mai 1885)

Femme de vingt-cinq ans, présentant une hémiplégie gauche qui avait été précédée de contractures musculaires sans perte de la sensibilité. La maladie doit être rapportée à une syphilis manifeste datant de quatre ans. M. Macewen diagnostiqua une lésion corticale de la région motrice droite, comprenant la moitié supérieure des circonvolutions frontale ascendante et pariétale avec extension au lobule paracentral. Il appliqua une couronne de trépan et la table interne du disque enlevé laissa voir des dépôts ostéophytiques. Dure-mère épaissie — substance du lobule paracentral très résistante — incision donnant issue à un liquide grumeleux avec des particules pultacées. Voyant des dépôts ostéophytiques sur l'occipital, une seconde trépanation est faite pour les enlever. Pansement antiseptique sur les rondelles qui avaient été replacées.

Quarante-huit heures après, l'opérée se sentait soulagée ; les fourmillements de la jambe gauche avaient disparu, et quatre jours ensuite ceux du bras, au point de pouvoir remuer les doigts. Les mouvements revinrent graduellement dans tous les membres.

Un mois après elle quittait le lit, et le second pansement, enlevé à la sixième semaine, laissait voir les os solidement fixés. Deux mois plus tard, elle marchait toute seule, avec un bâton, par suite du défaut de flexion du genou gauche. En avril 1885, elle quittait l'hôpital, vingt-deux mois après l'opération, le côté paralysé exécutant ses fonctions à l'état normal et lui permettant de marcher très bien.

OBSERVATION VIII

(*Très résumée*)

(*British medical journal*, 24 mars 1888, pag. 646)

Les docteurs Hutton et Wright montrent à la Société un enfant de onze ans, qui depuis l'âge de trois ans avait des crises épileptiques des quatre membres. Depuis quelques semaines, les crises se localisaient au côté droit du corps et s'accompagnaient d'aphasie et de déchéance intellectuelle. Une couronne de trépan de deux pouces et demi de diamètre fut appliquée au niveau des circonvolutions motrices gauches et la dure-mère fut incisée. L'exploration du cerveau ne révéla rien d'anormal. On sutura la dure-mère et on remit en place les nombreux fragments osseux enlevés. Les suites de l'opération furent des plus simples. Au bout de quelque temps, les crises reparurent, mais non avec autant de violence qu'avant. Quant à l'état de l'intelligence, il resta le même.

OBSERVATION IX

Épilepsie jacksonnienne. — Guérison

Professeur Lépine (de Lyon)

(*Semaine médicale,* 1889, page 245)

Un homme de trente-quatre ans, entre dans mon service le 20 octobre 1887, en état de mal et demeure trois jours dans cet état, bien qu'il ait pris dans cet espace de temps 26 grammes de bromure de potassium et 12 grammes de chloral. La température depuis deux jours dépassait 39° C, et le malade paraissait près de succomber. Prenant en considération le fait que les attaques commençaient invariablement

par une déviation de la bouche du côté droit, je fis pratiquer par
M. D. Mollière, chirurgien de l'Hôtel-Dieu, au niveau de la moitié
inférieure de la frontale ascendante gauche, une large fenêtre de
4 centimètres carrés environ. La pie-mère mise à nu, le cerveau paraissant sain, sauf un état congestif très évident, et une piqûre de la
substance corticale n'ayant fait reconnaître aucune induration, on se
contenta d'appliquer un pansement antiseptique.

Cette opération fut faite en quelque sorte *in extremis*, et comme
dernière et douteuse ressource ; elle paraissait devoir être inefficace
puisqu'elle s'était bornée en quelque sorte à l'ouverture du crâne, et
cependant elle fut rapidement suivie d'un amendement progressif des
attaques, puis de leur disparition complète.

J'ai revu le malade à plusieurs reprises ; j'en ai eu encore des nouvelles dans ces derniers jours ; or vingt mois se sont écoulés et les
attaques n'ont pas reparu.

Nota. — M. Lépine fait suivre sont observation des explications suivantes :

1º Dans ces cas, la trépanation agit sur la substance corticale irritée comme
un révulsif énergique (Feré traitait les épileptiques par des pointes de feu à la
nuque) ; 2º elle fait diminuer la tension cérébrale.

Et il conclut que la trépanation simple peut être tentée dans l'épilepsie jacksonnienne non traumatique, au moins lorsqu'elle n'est pas trop ancienne. Mais
il rejette la méthode d'Horsley.

OBSERVATION X

ʃ Fischer (Breslau)

Congrès allemand (1889).

Homme de trente-sept ans, ayant des vertiges qui se terminèrent
par une attaque épileptiforme. Puis le bras droit se paralysa en même
temps que se montra une violente céphalalgie à gauche. Le traitement spécifique ne donnant rien, l'état s'aggravant, de l'aphasie
s'ajoutant à la paralysie déjà indiquée, ainsi que de la parésie du
membre inférieur droit, on se décida à trépaner au niveau de la
frontale ascendante. On ne trouva aucune trace de tumeur ; malgré
cela, il y eut une amélioration notable. Cependant, quelques mois
après, les symptômes reparurent avec plus d'intensité : paralysies

motrices du bras et de la jambe droite, aphasie, épilepsie jacksonnienne, céphalée très violente. Le malade réclama avec instance une
seconde intervention. Celle-ci lui fut accordée : le chirurgien rouvrit
la cicatrice de la première opération et aussitôt apparut une masse
rouge, conique qui se prolongeait à droite dans le cerveau et qui fut,
autant que possible, enlevée avec les doigts. L'hémorragie fut abondante. Le pansement consista à tamponner avec de la gaze iodoformée,
puis à appliquer un bandage compressif.

L'opéré guérit ; les accidents s'amendèrent, mais, au bout de deux
mois, il recommença à se plaindre et une tumeur fit saillie à travers
la plaie du trépan. La mort arriva peu de temps après et l'autopsie
démontra que la récidive venait de la dure-mère.

OBSERVATION XI

(Horsley)

(*British medical journal*, 23 avril 1887)

J. B...., âgé de dix-huit ans, paralysie incomplète des quatre
membres, plus particulièrement du bras et de la jambe gauche,
accès épileptoïdes avec rotation de la tête et des yeux à droite.

Le Dr Bastian diagnostique une tumeur ayant envahi principalement le lobe droit du cervelet.

L'opération est pratiquée le 17 décembre 1886. On trépane au-
dessus du lobe droit du cervelet et on enlève une tumeur tuberculeuse pesant 7 drachmes.

Pansement strict de Lister, avec spray. Mort dix-neuf heures
après l'opération, après avoir partiellement recouvré la conscience
pendant quelques instants. Le malade était resté un an au lit.
Opération en dernier ressort.

L'autopsie a démontré une tuberculisation chronique et généralisée
dans les viscères.

OBSERVATION XII

(Horsley)

(*British medical journal*, 23 avril 1887)

W... J..., âgé de trente-sept ans, céphalalgie persistante ; paralysie
de la main et de l'avant-bras droit ; paralysie incomplète dans la

jambe ; léger trouble du langage ; hémiplégie à droite ; accès épileptiformes commençant dans l'index de la main droite : pas d'accès trois mois avant l'opération.

Le Dr Ferrier diagnostique une tumeur dans la région motrice de l'écorce, au niveau du centre de la main droite.

L'opération est pratiquée le 7 décembre 1886. Trépanation au niveau du centre désigné, et ablation d'une tumeur pesant 131 grammes.

Pansement strict de Lister avec spray. Un pouce environ de la plaie reste sans suture pour le drain. Réunion immédiate excepté au niveau du drain. Température maxima : 37° 7. Amélioration de l'état général. L'état mental reste stationnaire ainsi que la paralysie du bras et de la jambe ; légère augmentation de l'embarras de la parole. Depuis l'opération, le malade n'eut plus de céphalalgie : la paralysie ne fit plus de progrès.

OBSERVATION XIII

(Horsley)

(British medical journal, 23 avril 1887)

J... H... âgé de huit ans : violentes douleurs dans la tête ; accès épileptiformes débutant dans l'épaule gauche, état demi-comateux.

Le docteur Ferrier diagnostique une tumeur de l'écorce à la partie du centre du bras, dans l'hémisphère droit.

Depuis dix jours avant l'opération, le malade était dans un état demi-comateux et avait une paralysie complète du bras et de la jambe gauches.

L'opération eut lieu le 24 septembre 1886. Couronne de trépan au-dessus du centre du bras, ablation d'un gliome pesant 140 grammes, ayant 76 millimètres de long, 63 de large et 51 d'épaisseur.

Amélioration considérable de l'état général, retour complet de la conscience, l'état mental était encore parfait trois mois après. Amélioration considérable graduelle : le malade peut marcher avec une certaine assistance deux mois et demi après l'opération. Aucune crise après l'opération ; le malade est graduellement mieux pendant trois mois ; au bout de ce temps, symptômes de récidive et le malade meurt, le 18 mars 1887, six mois après l'opération.

OBSERVATION XIV

(Horsley)

British medical journal, 23 avril 1887

J... W..., âgé de trente-sept ans, état mental excellent, pas de paralysie ; céphalalgie des plus intenses, localisée et rebelle à tout traitement depuis trois ans, rendant tout travail impossible au malade.

Sur le conseil du docteur Jackson, on applique une couronne de trépan sur le siège de la douleur. Ablation d'un fragment du pariétal dont la table a été perforée et érodée par des corpuscules de Pacchioni.

Pansement strict de Lister avec spray. Pas de drain. Réunion immédiate. Température maxima: 37°2. La douleur diminue après l'opération, pour disparaître complètement plus tard.

CONCLUSIONS

I. — La craniectomie et la trépanation sont des opérations relativement bénignes.

II. — Dans la microcéphalie, quoique les résultats soient encore trop récents pour se prononcer définitivement, la craniectomie doit se conseiller vers l'âge de trois à cinq ans.

III. — Dans l'hydrocéphalie, nous ne pouvons recommander la trépanation.

IV. — Dans l'épilepsie essentielle, elle peut être conseillée mais avec de grandes réserves seulement.

V. — Enfin, dans l'épilepsie symptomatique nettement caractérisée, il est toujours du devoir du chirurgien d'intervenir.

INDEX BIBLIOGRAPHIQUE

MICROCÉPHALIE

Congrès français de chirurgie. — 3e session, 1889.

—   —   5e session, 1891.

LANNELONGUE. — Comptes rendus de l'Académie des sciences, 1890, p. 1285.

VOGT. — Mémoire sur les microcéphales ou hommes singes. Genève, Bâle, 1867.

P. BROCA. — Sur un cas excessif de microcéphalie (Bull. de la Soc. anthropologique. Paris, 1876, 2e série, t. XI, p. 85) et sur un microcéphale âgé de deux ans et demi (*Ibid.*, 1880, 3e série, t. III, p. 387.

DUCATTE. — La Microcéphalie au point de vue de l'atavisme (Thèse de Paris, 1886).

BOURNEVILLE et WUILLAUMÉ. — Note sur deux cas de microcéphalie (Bull. soc. anat., 4e série, t. VI, p. 756, 1881).

BOURNEVILLE. — Bull. soc. anat., 4e série, t. VI, 1881.

HILF. — The Anatomy of Hydromicrocephalous brain (Journal anat. and phip., t. XIX, p. 363. London, 1884-85.

HUTCHINSON. — Brit. medical journal, t. I, p. 1018. London, 1886.

HYDROCÉPHALIE

A. BROCA. — Revue de chirurgie, 10 janvier 1891.

KEEN. — Medical News-Philadelphie, 1er décembre 1888.

ÉPILEPSIE

H. DUMAS. — De la Trépanation dans l'épilepsie. Thèse de Paris, 1889.

L. CHAMPIONNIÈRE. — La Trépanation guidée par les localisations cérébrales (Journal de méd. et de chirurgie pratiques, 1877).

L. Championnière. — Des Indications tirées des localisations cérébrales pour la trépanation du crâne (Mémoire lu à l'Académie de médecine, 1877).

Péchadre. — De la Trépanation dans les épilepsies jacksonniennes non traumatiques. (Thèse de Lyon, 1889, n° 469).

Poirier. — Topographie cranio-cérébrale. — Trépanation (Mémoire, 1890).

Ch. Féré. — Les Épilepsies et les Épileptiques.

Keen. — Trépanation pour épilepsie idiopathique (Bull. méd., 11 juillet).

Jaccoud. — Traité de pathologie interne.

Jullien. — Traité des maladies vénériennes.

Jackson. — The Lancet, 1886, 1873 (Medical Times and Gaz., 1875 — 76 ; British med. journal, 18 et 25 juillet 1874). — A propos du cas d'Horsley (British med. journal, 1886).

Lépine. — Des Localisations dans les maladies cérébrales. (Thèse d'agrégation, Paris, 1875).

Lloyd et Deaver. — Focal epilepsy successfully treated by trephining and excision of the motor centre (American Journal, novembre 1888).

Portal. — Sur le Traitement de l'épilepsie. Paris, 1800, 1808, 1827.

Le Dentu. — Localisations cérébrales et Trépanation (Bull. de la Soc. de chirurgie, 1878).

Von Bergmann. — Die Chirurische Behandlund von Hirn Krankheiten. Berlin, 1889, p. 148.

Horsley. — Chirurgie du cerveau (Brit. med. association). 54e réunion. Brighton, août 1886. — Remarques sur dix cas consécutifs d'opérations sur le cerveau et la cavité crânienne (Brit. med. journal, 23 avril 1887).

Tissot. — Traité de l'épilepsie.

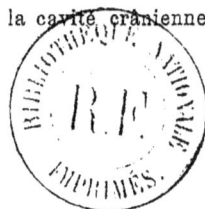

www.ingramcontent.com/pod-product-compliance
Lightning Source LLC
Chambersburg PA
CBHW071151200326
41519CB00018B/5182